Elif Doğan

Farklı kemik greftlerinin kemik iyileşmesi üzerine etkileri

Elif Doğan

Farklı kemik greftlerinin kemik iyileşmesi üzerine etkileri

Türkiye Alim Kitapları

Impressum / Yayınevi adı
Bibliografische Information der Deutschen Nationalbibliothek: Die Deutsche Nationalbibliothek verzeichnet diese Publikation in der Deutschen Nationalbibliografie; detaillierte bibliografische Daten sind im Internet über http://dnb.d-nb.de abrufbar.

Deutsche Nationalbibliothek tarafından yayınlanan bibliyografik bilgiler: Deutsche Nationalbibliothek, bu yayını Deutsche Nationalbibliografie'de listeler; detaylı bibliyografik bilgi İnternet'te http://dnb.d-nb.de sitesinde mevcuttur.

Coverbild / Kitap kapağı resmi: www.ingimage.com

Verlag / Yayıncı:
Türkiye Alim Kitapları
ist ein Imprint der / yayınevinin bir ticari markasıdır
OmniScriptum GmbH & Co. KG
Heinrich-Böcking-Str. 6-8, 66121 Saarbrücken, Deutschland / Almanya
Email / E-posta: info@turkiye-alim-kitaplary.com

Herstellung: siehe letzte Seite /
Basım yeri: son sayfaya bakın
ISBN: 978-3-639-67192-6

Zugl. / Approved by: Erzurum, Atatürk Üniversitesi, 2012

FARKLI KEMİK GREFTLERİNİN KEMİK İYİLEŞMESİ ÜZERİNE ETKİLERİ

İÇİNDEKİLER

TEŞEKKÜR

Doktora eğitimim süresince bilgi ve tecrübelerinden faydalandığım danışman hocam Prof. Dr. Zafer OKUMUŞ'a, Tezin düzenlenmesinde katkısı olan Klinik Bilimler Bölüm Başkanımız Prof. Dr. Armağan ÇOLAK'a, Anabilim Dalımız öğretim üyelerinden Yrd. Doç. Dr. Mahir KAYA, desteğini gördüğüm Yrd. Doç. Dr. Latif Emrah YANMAZ ve Yüksek Lisans öğrencisi Emine Merve ÖZER'e,

Tez bulgularımın histolojik değerlendirmesini yapan Tıp Fakültesi Histoloji-Embriyoloji Anabilim Dalı öğretim üyesi Prof. Dr. Bünyamin ÜNAL'a ve Veteriner Fakültesi Histoloji-Embriyoloji Anabilim Dalı öğretim elemanı Arş. Gör. Adem KARA'ya,

Tez bulgularımın biyokimyasal incelemelerini yapan başta Eczacılık Fakültesi Biyokimya Anabilim Dalı Başkanı Yrd. Doç. Dr. Fehmi ODABAŞOĞLU olmak üzere bölümdeki tüm asistan arkadaşlarıma,

Deneysel çalışmalarımda desteğini gördüğüm Tıp Fakültesi Ortopedi ve Travmatoloji Anabilim Dalı öğretim üyesi Prof. Dr. Ömerselim YILDIRIM'a,

Tezimin istatistiksel analizlerini yapan Doç. Dr. Armağan HAYIRLI'ya,

Çalışmalarım süresince manevi desteklerini benden esirgemeyen arkadaşlarım Yrd. Doç. Dr. Demet ÇELEBİ, Yrd. Doç. Dr. Güler KARADEMİR, Yrd. Doç. Dr. Seçkin ÖZKANLAR, Arş. Gör. Nihal ÇETİN ve Zerrin KUTLU'ya,

Bu şehirdeki en zor günlerimde sürekli yanımda olan, hem manevi hem de maddi destek gördüğüm, her umutsuzluğumda bana umut veren, tavşanlarla sürdürdüğüm ortak yaşamı kolaylaştıran ve güç veren arkadaşlarıma,

Hayatımın her aşamasında sürekli arkamda duran, desteklerini ve dualarını esirgemeyen annem, babam ve sevgili abim'e teşekkürlerimi sunarım.

SİMGELER VE KISALTMALAR

DKM: Demineralize kemik matriksi

TKF: Trikalsiyum fosfat

MBK: Mürekkep balığı Kemiği

SKG: Sığır kansellöz greft

CAT: Katalaz

SOD: Süperoksit dismutaz

MPx: Miyeloperoksidaz

GR: Glutatyon reduktaz

GSH: Total glutatyon

GST: Glutatyon S-transferaz

LPO: Lipit peroksidasyon

P: Anlamlılık değeri

OSH: Ortalama standart hata

KYYÜ: Kemik yeniden yapılanma üniteleri

LSD: Least square differences

HA: Hidroksiapatit

FA: Florapatite

MDA: Malondialdehit

ŞEKİLLER

TABLOLAR

ÖZET

FARKLI KEMİK GREFTLERİNİN KEMİK İYİLEŞMESİ ÜZERİNE ETKİLERİ

Bu çalışmada, farklı kemik ksenogreftlerinin kırık iyileşmesi üzerine olan etkileri; klinik, radyolojik, biyokimyasal ve histolojik karşılaştırmalı olarak değerlendirildi. Çalışmamızda deney hayvanı olarak ortalama 1 yaşlı, erkek Yeni Zelanda tavşanı kullanıldı. Toplam 105 tavşan, her grupta 21 adet olmak üzere 5 gruba ayrıldı. Genel anestezi uygulamasından sonra gruplardaki deneklerin radius kemikleri proksimal metafiz bölgelerine 5 mm çaplı, ortalama 3 mm derinliğinde unikortikal defekt oluşturuldu ve defektler, demineralize kemik matriksi (DBM), sığır kansellöz greft (SKG), trikalsiyum fosfat (TKF) ve mürekkep balığı kemiği (MBK) ile dolduruldu. Beşinci gruptaki deneklere kemik grefti uygulanmadı ve kontrol grubu olarak değerlendirildi. Denekler 1. 2. 3. 4. 6. 12. ve 24. haftalarda klinik muayenelerinin ardından sakrifiye edilerek röntgenleri çekildi, biyokimyasal inceleme için defekt üzerindeki kas doku ve histolojik inceleme için defektli alanı içeren kemik doku örneği alındı. Antioksidan enzim düzeylerinin ölçümlerini içeren biyokimyasal analizlerde gruplar arasında istatistiksel olarak anlamlı bir fark bulunmadı. Postoperatif dönem, radyografik ve histolojik veriler skorlama ile değerlendirildi ve Pearson korelasyon testi yapıldı. Kullanılan kemik ksenogreftleri arasında en iyi kemik iyileşmesini MBK'nin sağladığı, daha sonraki sıralamanın TKF, SKG ve DKM şeklinde olduğu belirlendi. Diğer kemik ksenogreftleriyle karşılaştırıldığında, elde edilebilme kolaylığı, maliyeti ve uzun postoperatif dönem süresince elde ettiğimiz bulgular ışığında, sonuç olarak MBK'nin, ortopedik uygulamalarda alternatif bir kemik ksenogreft materyali olabileceği kanısına varıldı.

Anahtar Kelimeler: Mürekkep balığı kemiği, Kemik grefti, Tavşan, Radius, Defekt

ABSTRACT

THE EFFECTS OF DIFFERENT BONE GRAFTS ON FRACTURE HEALING

This experiment was conducted to evaluate the effects of different bone xenografts on fracture healing using clinical, radiological, biochemical and histological parameters. New Zealand male rabbits averaging 1 year old age (n=105) were divided into 5 groups, each consisting of 21 rabbits. After administration of general anesthesia, a unicortical bone defect (5 mm diamater, 3 mm depth) was created on proximal metaphyseal regions of radius and defects was filled with either demineralised bone matrix (DKM), bovine cancellous graft (SKG), tricalcium phoshate (TKF), or cuttlefish bone (MBK). Bone graft was not applied to the control group. X-ray were taken on test animals sacrified at weeks 1, 2, 3, 4, 6, 12, and 24 after clinical examination. Muscle tissues from defective region were taken for biochemical analysis and bone tissues filled with grefting material were harvested for histological examination. Antioxidant enzyme levels were not different across the study groups. Postoperative period, radiographic and histological data revealed that the bone xenografts and MBK provided the best bone healing, followed by TKF, SKG, and DKM. Compared with other bone xenografts, MBK is readily available and cheap as well as provides desirable support and it may be an alternative bone xenograft in orthopedic applications

Key Words: Cuttlebone, Bone graft, Rabbit, Radius, Defect

1.GİRİŞ

Ortopedik cerrahide kullanılan osteosentez yöntemleri son 30 yıl içerisinde çok büyük bir gelişme göstermesine rağmen, yine de kemik kırıklarındaki her sorunu çözmeye yetmemektedir. Doku kaybı olan kırıkların iyileşmesi, uzun kemiklerin parçalı diafizer kırıkları, çeşitli nedenlerden oluşan kemik defektleri[1,2], osteomyelitis, kaynamama, arthrodez[3,4] ve kemiğin kırık öncesi fonksiyonlarına kavuşması ortopedi alanında halen büyük bir problem olarak gözükmektedir[5,6]. Özellikle ekstremite kemiklerinin parçalı ve doku kayıplı kırıklarında ekstremite kısalması ve dolayısıyla fonksiyon bozukluğunun önüne geçilememektedir. Oysa bir kırığın sağaltımındaki amaç, hızlı bir kemik iyileşmesinin yanı sıra, kemik ve yumuşak dokuda normal fonksiyonunun yeniden sağlanmasıdır[7,8].

Trafik kazaları ve ateşli silah yaralanmaları gibi çeşitli nedenlerle büyük maddi kayıplı kemik kırıklarına çok rastlanmaktadır. Bu kırıklar iyi sağaltılmadığı takdirde, kaynamama, hatalı kaynama ve ekstremite kısalığına bağlı olarak koordinasyon bozukluğu oluşmaktadır. Bu bozuklukları önlemek amacıyla, defekt kemik grefti ile doldurulmakta ve kemik bütünlüğü sağlanmaya çalışılmaktadır[9,10].

Ortopedik cerrahide kemik grefti kullanımının yaygın endikasyonları; kırık bölgesindeki defektler, kaynamama, geç kaynama, artrodez olguları, kemik kisti ya da tümör ekstirpasyonu sonrasında oluşan kemik defektlerini doldurmak şeklinde sıralanmaktadır[9,10]. Bu amaçla, sıklıkla kemik grefti veya kemik yerine geçecek materyaller kullanılmaktadır. Günümüze kadar çok sayıda materyal kemik grefti olarak kullanılmış, bunlardan bir kısmından başarılı sonuçlar elde edilmiştir[11].

İnsan ortopedisinde olduğu kadar veteriner ortopedide de günümüze kadar kemik bütünlüğü sağlamak, kemik iyileşmesini hızlandırmak ve sağaltım seçeneklerinin genişletilmesi amacıyla, otogreftler, allogreftler ve ksenogreftler gibi çeşitli kemik greft tiplerinin yanı sıra, sentetik olarak elde edilen hidroksiapatit ve kalsiyum fosfat içeren preparatlar gibi greft yerine kullanılan çeşitli materyaller uygulanmıştır[12-14]. İdeal kemik onarımı sağlayacak greft için araştırmalar sürdürülmektedir.

Bu çalışma, mürekkep balığı kemiğinin kemik ksenogreft materyali olarak kullanılması sonucu, postoperatif dönemde elde edilen klinik, radyolojik, biyokimyasal ve histolojik bulguların karşılaştırmalı olarak değerlendirilmesi ve yeni bir kemik ksenogreft materyali olarak, mürekkep balığı kemiğinin rutinde kullanılan diğer kemik grefti materyallerine iyi bir alternatif olup olmadığını belirlemek amacıyla gerçekleştirilmiştir.

2.GENEL BİLGİLER

2.1. KEMİK

Kemik, bir çatı içerisinde entegre olmuş metabolik olarak hücrelerden oluşmuş dinamik, biyolojik yönden aktif olan bir dokudur[15]. Organizmada gerçek anlamda destek görevi yapmaktadır. Ayrıca organizmanın kalsiyum depolarıdır ve bu yüzden sert bir yapıya sahiptir. Ancak strese karşı koyma yeteneği, kıkırdak dokudan sonra ikinci sırada gelmektedir[16].

2.2. KEMİĞİN ANATOMİSİ

Kemikler, anatomik olarak yassı kemikler (kafatası, skapula, mandibula) ve uzun kemikler (tibia, femur, humerus) olmak üzere ikiye ayrılabilir. Uzun kemiklerde her iki ucun genişleme gösterdiği bölümlere epifiz, kemiğin ortasındaki tüp şeklindeki uzun bölgeye diafiz (midshaft) denir. Epifiz ile diafiz arasında kalan bölgeye ise metafiz adı verilir. Büyümekte olan kemik yapıda epifiz ile metafiz arasında kalan bir kıkırdak tabaka bulunur, buna epifiz plağı (growth plate) denir. Bu bölgede yer alan proliferatif hücreler ve genişleme gösteren kıkırdak matriksi, kemik yapının uzunlamasına büyümesinden sorumludur[17].

Yapısal olarak incelendiğinde, nonlamellar (woven, reticulated) kemik, kortikal kemik ve spongiyöz kemik olmak üzere üç tip kemik bulunmaktadır[18].

2.2.1. Nonlamellar Kemik

Rastgele dizilmiş kollajen lifler ve osteoblastlar ile düzensiz vasküler boşluklardan oluşan bu tip kemikler, embriyonik dönemde, kırık iyileşme sürecinde ve hiperparatiroidizm gibi patolojik süreçlerde gözlenir. Daha sonra yeniden yapılanma ile kortikal veya kansellöz kemiğe dönüşür[18].

2.2.2. Kortikal Kemik

Kompakt veya lamellar kemik olarakta adlandırılır. Nonlamellar kemikten yeniden yapılanma sonucu oluşur. Yassı kemiklerin iç ve dış tabakaları ile uzun kemiklerin dış yüzünü oluşturur[18]. Kanalcık ağı aracılığıyla kan damarları tarafından penetre edilmiş ve kansellöz kemiğe oranla daha yoğun bir dokudur. Kortikal kemiğin ana yapısı "Haversian sistem" olarak ta adlandırılan osteondur. Osteon; uzunlamasına dizili vasküler kanalları (Haversian kanal) saran, silindirik şekilli, vasküler kemikten oluşur. Horizontal dizilimli kanallar (Volkman kanalları) komşu osteonları birleştirir[19].

2.2.3. Spongiyöz Kemik

Kortikal kemik yüzleri arasında bulunur. Bal peteği görünümlü hematopoetik elemanlar içeren ağ ve kemik trabeküllerinden oluşur. Trabeküller kortekse dik yerleşimli olduklarından, dış yüklenmeye yapısal karşı koyma gücü sağlar. Kansellöz kemik, internal endosteal yüzeyde sürekli yeniden yapılanma oluşturur[18]. Eklem yüzeylerinin yakınında, vertebraların içinde ve uzun kemiklerin uç kısımlarında bulunur[19].

2.3. KEMİK HÜCRELERİ

Kemik dokunun kıkırdak dokudan başlıca farkı damar içermesidir. Kemiği oluşturan hücre grupları: Osteoprojenitör hücreler, osteoblastlar, osteositler ve osteoklastlardır[15].

2.3.1. Osteoprojenitör Hücreler

Kemiğin tüm yüzeylerinde bulunurlar. Periosteum'un derin tabakasını ve internal medullar yüzeye uzanan endosteumu yaparlar. Periosteum; kaba, vasküler konnektif doku tabakasıdır ve kemiğin eklem oluşturmayan tüm yüzeylerinde bulunur. Periosteum'un fibröz tabaka olarak da adlandırılan kalın dış tabakası, düzensiz, yoğun konnektif dokudan oluşur. Daha ince ve zayıf iç tabakası ise osteojenik tabaka olarak isimlendirilir ve osteojenik hücreler tarafından oluşturulur. Endosteum fibröz yapı içermez, tek tabaka osteojenik hücre dizisinden oluşur[15].

2.3.2. Osteoblastlar

Osteoblastlar, periosteum ve kemik iliğinde bulunan mezenşimal kök hücrelerden türemişlerdir[19]. Metabolik yönden aktif, kemik üreten tek çekirdekli hücrelerdir, mineralize olmadığı halde kemik direnci ve sertliğine katkıda bulunan organik matriksi oluşturan "osteoid madde"yi salgılarlar. Kemik yapım aktivitesi sonlanmaya başladığında, osteoblastların bir kısmı osteositlere dönüşürken, diğer kısmı periosteal ve endosteal yüzeylerdeki örtücü hücrelere dönüşürler[18].

2.3.3. Osteositler

Osteositler de mezenşimal hücrelerden köken alan tek çekirdekli hücrelerdir. Kemik matriksi içinde bulunan osteoblastlar, kemik yapımı sonrasında osteositlere dönüşürler. Kemik rezorbsiyonu aşamasında kendilerini çevreleyen organik matriks çözünürken, osteositlerin de aktif osteoblastlara tekrar dönüşebildiği sanılmaktadır[20]. Osteositler, kemik matriksi içerisinde tek başına hapsolmuş matür osteoblastlardır. Her bir osteosit kemik lamellar yapısı arasında yerleşmiş olan laküna adı verilen boşluklarda yer alır. Kanaliküli ya da tüneller, komşu lakünalar arasındaki labirent şeklindeki bağlantılardır. Her bir osteositteki sitoplazmik çıkıntılar, kanaliküliler içinden uzanarak komşu osteositlerin birbiriyle temas kurmasına olanak sağlarlar. Kanaliküliler kemik yüzeyine açılan bir seyir izlediklerinden, osteositler hem osteoblastlar hem de ekstraselüler sıvılarla iletişim kurarak, ekstrasellüler kalsiyum ve fosfor konsantrasyonunu düzenlerler[18,20]. Osteositler, kemik rezorbsiyonunun bir şekli olan osteositik osteolize katılmalarına rağmen, nispeten inaktif hücrelerdir. Ancak, kemik yeniden yapılanması sırasında, kemik oluşumunda aktif rol oynarlar[20]. Kemikteki kimyasal ve mekanik değişikliklere karşı çok hızlı yanıtlar ürettikleri ve kemiğin çevresel değişkenlere karşı geliştireceği adaptif fonksiyonlarda yönetici rol oynadıkları saptanmıştır[16].

2.3.4. Osteoklastlar

Osteoklastlar, kemik yüzeylerinde gözlemlenen, hormonal ve hücresel mekanizmaların kontrolünde kemik rezorbsiyonuna aktif şekilde giren, çok büyük ve çok çekirdekli hücrelerdir[18,20]. Sitoplazmaları zarsız ribozomlardan zengindir ve sayısız lizozom mevcuttur, sitoplazmik katlardan oluşan ve kemik yüzeyi ile temas eden yüzeylerinde, birbirinden bağımsız kıvrımlı kenarlar bulunur. Osteoklastlar hareket edebilirler ve kemik yüzeyleri boyunca kemik rezorbsiyonu alanlarına göç edebilirler[20]. Bu morfolojik ve fonksiyonel özellikleri ile diğer monositik fagositer hücrelere benzerler ve kemiğe özgü makrofajlar gibi çalışırlar[20,21]. Kemik yüzeylerine tutunmuş "cutting cones" olarak adlandırılan gruplardaki bu hücrelerin fonksiyonu; hidrofilik enzimler salgılama, kemiğin inorganik ve organik matriksi ile kalsifiye kıkırdağı çözmektir. Bu süreç sonunda "Howship lakünaları" olarak adlandırılan, kemik yüzeyi eroziv alanları oluşur[18].

2.4. KEMİK OLUŞUM VE GELİŞİM EVRELERİ

Kemik sadece daha önceden var olan bağ doku üzerinde gelişir. Embriyo ve büyüyen hayvanlarda kemik oluşumu için iki farklı yol bulunur. Daha önceden var olan kıkırdak, kemiğe dönüşürse, süreç *endokondral ossifikasyon* olarak adlandırılır. Kemik oluşumu primitif bağ doku içinde meydana gelirse, bu sürece *intramembranöz ossifikasyon* denir[20]. Genetik ve fiziksel etkenler kemik büyümesini önemli ölçüde etkiler. Kemiğin enine büyümesi, periosteum tabakasında bulunan osteoblastlar sayesinde gerçekleşir. Kemiklerin boyuna uzaması ise, yeni kemik dokusunun bir kıkırdak taslağının yerine geçmesiyle meydana gelmektedir[22].

2.4.1. Endokondral Kemikleşme

Endokondral kemikleşme, oluşacak kemiğin şekline uygun, hiyalin kıkırdaktan oluşan bir model aracılığı ile gerçekleşir[23]. Mezenşimal hücreler, oluşturulacak olan kemik modelindeki hiyalin kıkırdak boyunca seyreden kondrositlere farklılaşır[20]. Kıkırdak modelin diafiz bölgesindeki perikondriumun iç katmanında bulunan mezenşim hücreleri osteoprojenitor hücrelere, bunlar da osteoblastlara farklılaşırlar. Osteoblastlar, kemik lamellerini yaparak kendileri de lamellar arasına sıkışıp, osteositlere dönüşürler. Böylece, kıkırdak modelin diafizindeki periosteum ile kıkırdak doku arasında silindir şeklinde kemik bir bant oluşur. Bu bantın şekillenmesiyle, kıkırdak dokusunun beslenmesi engellenir ve kondrositler yıkımlanmaya başlar. Yıkımlanan hücrelerin arasında, ince bölmeler halinde kıkırdak matriksi kalır. Bu sırada osteoklastlar foramen nutritium'ları açarlar. Periosteumdaki kan damarları bu deliklerden girip, dokuda dallanırlar. Bunlardan çıkan kalsiyum ve fosfor iyonları alkalen fosfat aracılığıyla birleşerek kıkırdak matrikse çöker ve mineralizasyonu sağlar. Böylece diafizde kemikleşme merkezleri oluşur. Osteoblastlar primer kemik dokusunu yapmaya başlarlar. Bu süreç sırasında kıkırdak modelin epifizleri ile diafizi arasındaki bölgelerde bulunan kondrositler, mitoz bölünmeyle çoğalıp alt alta dizilerek, birbirine paralel izojen grupların bulunduğu bölgeleri dıştan sarar. Endokondral kemikleşme epifizlere yaklaşınca, epifizlerde sekonder kemikleşme merkezleri oluşur. Bundan sonra, eski ve yeni kemikleşme bölgeleri arasında, yalnızca kıkırdak bir disk kalır. Buna epifiz plağı denir. Epifiz plaklarındaki kıkırdak hücreleri, kemikleşme sonlanıncaya kadar diyafiz yönüne doğru bölünüp çoğalarak, sürekli olarak kıkırdak dokusu yaparlar. Bu kıkırdak dokusu da yerini sürekli olarak kemik dokusuna bırakır ve sonuçta epifiz plakları da kemikleşir[20,24]. Ekstremite kemikleri, kafatası taban kemikleri, vertebral sütun ve pelvis kemiği, endokondral kemikleşmeyle üretilen kemiklerdendir[20].

2.4.2. İntramembranöz Kemikleşme

İntramembranöz kemikleşme, mezenşim kökenli embriyonel bağ dokusu içinde gerçekleşir. Mezenşim membran giderek kan damarları yönünden zenginleşir ve jel benzeri temel bir madde olan matriks içinde rastgele yerleşen, kısa kollajen fibrilleri salgılarlar. Kollajen fibrillerin sürekli üretimi ile matriks kalınlaşır ve matriks iplikleri oluşturulur. Mezenşimal hücreler eş zamanlı olarak hipertrofiye olup bazofilikleşerek, osteoblastlara dönüşür ve kollajen halatlarının yüzeyinde toplanır [20,22,25-28]. Osteoblastlar kendilerinin de içinde bulunduğu temel yapı olan, osteoid maddeyi ve kollajen fibrillerini sentezler. Osteoblastların da yaptığı bu katkıyla, kısa kollajen fibrilleri uzar, kalınlaşır ve trabekülayı oluştururlar. Kollajen fibrilleri rastgele örülmüş olarak kalır ve kemiğin bu ilkel durumuna immatüre kemik, primer kemik ya da örgü kemik (woven bone) denir[20]. Kapiller damarlardan çıkıp osteoid dokuya giren kalsiyum ve fosfor iyonları, buradaki osteoblastların salgıladığı alkalen fosfataz aracılığıyla, kalsiyum fosfat moleküllerini oluştururlar. Böylece osteoid madde mineralize olmaya başlar[24]. Mineralizasyon ilerledikçe lakünalar içinde hapsolmuş osteoblastlar, osteositlere dönüşürler ve osteositler arası ince sitoplazmik uzantılarla bağlantı kurulur. Kemikleşme merkezinin yüzeyindeki osteoblastlar mitozla çoğalırlar ve kemik oluşumu artar. Bu şekilde oluşan kemik birikimi ışınsal yayılım gösterir ve komşu olan kemikleşme merkezlerini birleştirir. Kollajen liflerin düzensiz olduğu bu yapı, osteoklastların rezorbsiyonu ve osteoblastların yeni kemik oluşturmasıyla yeni kansellöz ya da kompakt kemiğe dönüşürler. Gelişmekte olan kemik dokusu içinde kalan ilkel mezenşim dokusu da kemik iliğini oluşturur. Bu şekildeki kemikleşme; kafatasının frontal, parietal kemikleri, oksipital ve temporal kemiklerin bir kısmı, mandibula ve maksillanın bir kısmında görülmektedir[20,22,25-28].

2.4.3. Kemikte Yeniden Yapılanma (Remodeling)

Kemikleşme tamamlanıp hayvan yetişkin hale gelse bile, kemik dokuda yenilenme yaşam boyunca devam eder. Biyomekanik ve metabolik olarak çevre şartlarında varlığını sürdürebilen kemik yapısı oluşturmak için, eski lamellar kemiğin kemik kütlesinde çok az değişiklikle ya da hiçbir değişiklik olmaksızın yeni kemikle yer değiştirmesi süreciyle, kemik yaşam boyunca yeniden yapılanır[20].

İri yapılı ve uzun süre yaşayan hayvanlarda, mekanik baskı nedeniyle mikrofraktürler oluşan kemiğin yenilenmesi için, yeniden yapılanma gereklidir. Kemiğin yeniden yapılanması olmasaydı, oluşan mikrofraktürler, yaklaşık 2 yıl içinde iskeletin mekanik bir bozukluğuna neden olurdu. Kemirgenler ve diğer kısa süre yaşayan hayvanlarda, kemikte yeniden yapılanma gerekli değildir, fakat yine de olmaktadır[20]

Yeniden yapılanma, ağsı kemiğin ya da yaşla birlikte kalitesi azalan kemiğin önce rezorbe edilmesi, sonra ilgili bölgede lamellar yapıda yeni kemik oluşması olarak da tanımlanabilir. Kemiğin yeniden yapılanması aynı zamanda başka bir önemli amacada hizmet eder. Elektrolit dengeyi sürdürmek amacıyla, ihtiyaç duyulduğunda kemiğin içine ve dışına kalsiyum ve diğer iyonların transferine izin vererek, iskeletin bir mineral deposu gibi davranmasına yol açar[20]. Yeniden yapılanma işlemi yaşam boyu devam ettiğinden, yaşam boyunca kalsiyum metabolizmasının düzenlenmesi ve kemikte meydana gelen mikrofraktürlerin onarımı sağlanmış olur[27,29,30]. Fiziksel travmadan kaynaklanan baskı, zamanla olgun kemik içinde mikrofraktürleri oluşturur. Yeniden yapılanma, kemiğin fonksiyonunu kaybetmeksizin, vücuda, yavaş bir süreçte küçük parçalar halinde aşınmış kemik ile yeni kemiği sürekli değiştirme olanağı sağlar. Her seferinde sadece çok küçük kemik üniteleri yeniden yapılanmaya girer. Bu ünitelere genellikle *kemik yeniden yapılanma üniteleri* (**KYYÜ**) adı verilir. Kortikal kemiklerde KYYÜ'nin şekli, spongiyöz kemiklerden farklı olmasına rağmen, aktivasyon, rezorbsiyon, geri dönüşüm ve yapılanma gibi birbirinden farklı dört aşaması aynıdır. Bu aşamalar yeniden yapılanma sırasında her iki kemik formunda da meydana gelmektedir[20].

2.4.3.1. Aktivasyon

Aktivasyon, dinlenen veya aktif olmayan kemik yüzeyinin, yeniden yapılandırılacak yüzeye dönüştürülmesi sürecidir. Aktivasyon sırasında, aslında kalıcı osteoblastlar olan kemik astar hücreleri, yeniden yapılanacak kemik bölgesinde geri çekilir ve küçülür, bu olay kemik matriksini açığa çıkarır ve çok çekirdekli osteoklastlar bölgeye hareket eder[20].

2.4.3.2. Rezorbsiyon

Osteoklastların kıvrımlı ve birbirinden bağımsız çıkıntılar içeren hücre çeperleri ile kemik arasında sıkı bir bağ oluşur. Osteoklastlar kıvrımlı çeperlerinden kemik yüzeyine asit ve proteolitik enzimleri salgılayarak organik kemik matriksini çözerler. Bu asitler karbonik, hidroklorik, sitrik ve laktik asitlerdir. Proteolitik enzimler ise, düşük pH'da iyi fonksiyon gören asit hidrolazlardır. Çözünen mineral kristaller organik matriksin yıkımlanmış ürünleriyle birlikte diffüzyon veya spesifik nakil yoluyla osteoklastlara taşınır ve osteoklastların aksi tarafındaki ekstraselüler sıvıya çıkartılırlar. Osteoklastlar, trabeküler kemikte merkezinde yaklaşık 50 μm derinliğinde ve fincan tabağı şeklinde bir çöküntü oluşturana kadar kemiği rezorbe eder. Kortikal kemikte ise yaklaşık 2.5 mm uzunluğunda ve 200 μm çapında bir tünel oluşturmak için kemiği delerler. Bu aşamadan sonra, osteoklastlar kemik rezorbsiyon aktivitesini sonlandırır ve KYYÜ'nden ayrılırlar[20].

2.4.3.3. Geri dönüşüm

Bu aşama, rezorbe edilen kemikte yeniden yapılanmanın başladığının işaretidir. Osteoblastlar kemik yüzeyinden rezorbsiyon çukurunun derinliklerine doğru hareket eder. Bu çukur, 1816'da olayı ilk bildiren bilim adamı tarafından *Howship lakünası* olarak adlandırılmıştır. Osteoblastları Howship lakünasına yönlendiren neden tam olarak bilinmemekle birlikte, insülin benzeri büyüme faktörü II ve transformasyon büyüme faktörü β gibi, birkaç büyüme faktörünün kemik yapılanması sırasında kemik matriksi içinde yönlendirme için birlikte etki gösterdiği düşünülmektedir.

Rezorbsiyon sürecinde, bu peptitler kollajen matriksin sindirimi sırasında açığa çıkar ve kemik astar hücrelerinin osteoblastlara tekrar dönüşümünü aktive eder. Bu iki faktör de kemikte bulunabilir ve *in vitro* olarak osteoblastların replikasyonunu uyarır. İnterlöykin-1, trombositten türemiş büyüme faktörü ve insülin benzeri büyüme faktörü I (somatomedin)'i de kapsayan pek çok diğer madde de, yeniden yapılanmanın geri dönüşüm aşamasını başlatabilir[20].

2.4.3.4. Yapılanma

Kemik matriksinin yapımı, osteoblastlar tarafından osteoidlerin bölgeye bırakılmasıyla başlar. Organik matriks, esas olarak tip I kollajen, proteoglikanlar ve olgun yetişkin kemiğin daha küçük tipik proteinlerinden oluşur. Osteoid, birbirine paralel yönlendirilmiş her bir lamella içinde, bütün kollajen fibrillerle birlikte yaklaşık 3 μm kalınlığındaki lameller veya ayrı katmanlar içinde uzanır. Kortikal kemik içinde osteoklastlar tarafından oyulmuş tünel, sadece kan damarları içeren küçük merkezi bir kanal açık kalana kadar, çevreden merkeze doğru doldurulur. Kemiğe ilave güç vermek üzere, farklı lamellalar içindeki kollajen fibrilleri, sanki ağaç işleme ünitesinde kontraplak üretilir gibi, üst ya da alt katmana bir açı ile yönlendirilir. Rezorbsiyon boşluğunun açılanmasından sonra, kansellöz kemikteki osteoid katmanları yumuşak, eğimli tabakalara dönüşür[20,31,32].

Kemik yapımındaki son adım, organik matriksin mineralizasyonudur. Sürecin ilk birkaç günü esnasında total kemik kalsiyumunun yaklaşık %75'i depolanır, mineralizasyonun kalan %25'i ise birkaç ay sonra tamamlanır. Osteoblastların bir KYYÜ'nde yapım sürecini tamamlaması, yaklaşık 150 gündür. Kemiğin yeniden yapılanması için başlıca etkenler; vücut hareketlerinin oluşturduğu kas kasılımı sonucu oluşan gerilme ve çekilme, kalsiyum homeostazını sağlayan hormonlar ve büyüme faktörleridir[20,31,32].

2.5. KIRIK İYİLEŞMESİ

Kemik rejenerasyonunun sağlanması ortopedik cerrahide en temel ve önemli amaçlardan biridir. Hücre biyolojisi, biyokimya, moleküler biyoloji ve biyomateryaller alanındaki gelişmeler sonucu, kemik biyolojisi ve kırık kaynaması mekanizmaları daha iyi anlaşılır hale gelmiştir[33,34].

Son zamanlarda, araştırıcılar kemik iyileşme sürecindeki endojen büyüme faktörlerinin rolünü ve immun cevabın etkilerini araştırmaya yönelmişlerdir[14,35]. Kemik, yaralanma sonrası rejenerasyon yeteneğine sahip, form ve fonksiyonunu yeniden oluşturabilen bir dokudur[36-39]. Kemik, skar dokusu oluşturmaz ve yeniden yapılanmayla iyileşir. Kırık iyileşmesi, kırık oluştuğu andan itibaren başlar, düzenli kemik doku ile kırık uçları birleşinceye kadar devam eder[40,41]. Palma[42] kırık iyileşme fazlarının ilk basamağının hematom oluşumundan sonra birincil hücresel kallusun oluşumu olduğunu, oluşan birincil hücresel kallusun damarlandığını ve son basamağın kemiğin yeniden yapılanması olduğunu bildirmiştir.

Bir kemik kırığı matrikste yıkımlanmaya, hücrelerde ölüme, periosteum ve endosteumda yırtıklara ve kırık kemik uçlarında yer değişimine neden olabilir. Tüm doku travmalarında olduğu gibi, kemik dokuda da kırık sonucu şekillenen ilk yanıt, "enflamasyon" yani "yangı"dır. Travmanın şiddetine bağlı olarak, kırık uçlarına yakın periost, çevre yumuşak dokular ve damarlarda bütünlük bozulur. Kanamanın pıhtılaşmayla durdurulması amacıyla, trombosit ve trombotik faktörlerin toplanmasıyla, moleküler aracılar yaralanma bölgesine salınır. Kanamanın durdurulması ile kırık uçları arasında, periost altında ve periost yırtılmışsa bunun etrafında, hematom oluşur. Kırık hematomunun kırık iyileşmesinde önemli bir rolü vardır. Hematomun basıncı kırık uçlarının bir arada tutulmasına yardım eder. Açık kırıklarda kırık hematomunun dışarıya boşalması ile kırık iyileşmesi gecikir ya da hiç şekillenmez. Ayrıca kırık hematomu ortamındaki trombositler ve hücrelerden, büyüme faktörü ve diğer proteinler salınır. Bunlar, kırık onarımında önemli yeri olan hücre göçünde, periosteal hücre çoğalmasında ve onarım dokusu matriksinin sentezinde aracı olarak görev yaparlar[43].

Kırık oluştuktan sonra, geçici bir arteriyoler vazokonstruksiyon oluşur. Daha sonra dokudaki mast hücrelerinden kırık bölgesine histamin salgılamasıyla arteriyol, kılcal damar ve venüller dilate olur. Vazodilatasyon ve plazma eksudasyonuna bağlı olarak, kırık bölgesinde ilk 24 saat içinde ödem oluşur. Polimorf çekirdekli lökositler, monosit ve lenfositleri içeren akut yangı hücreleri, ödemli bölgeye doğru göç eder. Komşu Haversian sistemler arasında fazla anostomoz olmadığından, kırık hattının her iki tarafında belirli bir mesafeye kadar olan bölgede dolaşım durur. Buradaki osteositler piknotik hale gelir ve lizise giderek boş lakünalar bırakır. Sonuçta kırık uçlarında, kemik dokuda daha geniş olmak üzere nekroz bölgesi oluşur. Kırık ve çevre dokudan prostaglandinlerin salınımının yanı sıra bölgedeki nekrotik materyal varlığı, akut yangının başlatılması için en önemli faktörlerdir[41]. Kırık bölgesindeki hematom 48 saat içinde organize olarak fibrinden zengin bir yapı oluşturur. Polimorf çekirdekli lökositler ve makrofajların diyapedezi ile fibrin matriks şekillenir. Makrofaj, histiyosit ve fibroblastlardan salgılanan kollajen de fibrin matriksi oluşumunda etkilidir. Bu dönemde fibrin matriksi içindeki öncü hücreler, lokal biyolojik etkilerle değişik dokuları oluşturmak için farklılaşmaya hazırdır. Kırık bölgesi pH'sı asitken, daha sonra yavaş yavaş nötrale döner ve alkali seviyede kalır[44].

Onarım evresi kırık iyileşmesinde en önemli kısımdır. İlk basamağı hematomun organize olmasıdır. Kırık hattındaki hücresel aktivitenin başlaması için gerekli uyarım karmaşıktır. Kimyasal, elektriksel ve mekanik faktörler söz konusudur. Onarım için gerekli hücre çoğalmasının oluşumu, muhtemelen travma bölgesindeki elektriksel akımla başlamaktadır. Bu akım kırık alanında en yüksektir ve daha sonraki 2-3 hafta içinde yavaş yavaş azalır. Onarım evresi, kırık oluşumundan sonraki saatlerde başlasa da, yapısal olarak tipik hale gelmesi 7-12 gün sürer. Onarım mekanizmasında rol oynayan hücreler mezanşimal kökenli çok yönlü gelişim gücüne sahip (pluripotent) hücrelerdir. Çoğunlukla kırık bölgesindeki granülasyon dokusunun içinden, ayrıca periosteumun osteojenik tabakası ve daha az olarak da endosteumdan köken alırlar. Bu hücreler farklılaşmaya başladığında, ilk değişikliğe uğrayan hücreler, kılcal damarlarla hematom içine giren fibroblastlardır. Üçüncü günde, karşı kırık uçlarındaki mezenşimal hücre yoğunluğunda önemli bir artış bulunur. Bu hücreler, periosteal ve endosteal osteojenik hücreler, fibrin matrikste çoğalıp farklılaşan fibroblastlar ile birlikte, kırık parçaları arasında yumuşak bir granülasyon dokusu oluştururlar. Fibroblastlar kollajen sentezlerken, kondroblastlar kollajen ve glikozaminoglikan, osteoblastlar ise osteoidi salgılar. İyileşen kemiğin gerilmeye karşı dayanıklılığı, içerdiği kollajen kapsamıyla yakın ilişkilidir. Kallusun boyutu kırık hattının hareket derecesiyle doğru orantılıdır[45].

Onarım evresinin ilk zamanlarında, kıkırdak oluşumu (kıkırdak kallus) belirginleşir. Palma[42]'ya göre kallusun damarlanmasından sonra kemik gelişimi başlar. Damar yenilenmesi, bölgede bulunan kan damarlarından tomurcuklanmayla olur ve ancak yeterli kanla beslenme sayesinde, osteoblastlar, kallus içinde normal kemik gelişimine elverişli matriksi şekillendirebilirler. Sert kallus (kemik kallus) dokusu gelişimi için damarlanma, bunun sağlanabilmesi için de, osteoidin mineralizasyonu gereklidir. Mineralizasyon (kalsifikasyon) olayında en kabul edilen teori, osteoiddeki matriks veziküllerinin varlığına dayandığı şeklindedir. Bu veziküller, yüksek konsantrasyonda kalsiyum (Ca^{++}) ve fosfat (PO_4^-) iyonları, siklik adenozin monofosfat (CAMP), adenozin trifosfat (ATP), adenozintrifosfataz, alkalen fosfataz, pirofosfataz, Ca^{++} bağlayan protein ve fosfoserin içerir. Matriks vezikül membranı, Ca^{++} iyonlarını veziküle taşıyan çok sayıda Ca^{++} pompasına sahiptir. Vezikül içindeki iyon konsantrasyonu arttığında, kristalizasyon oluşur ve büyüyen kalsiyum hidroksiapatit kristal parçaları membranı delip matriks vezikülünü patlatarak içeriğini salar. Pirofosfataz enzimi, kalsifikasyonu önleyen pirofosfatları parçalar. Alkalen fosfataz ise fosfat esterlerinden fosfat iyonunu serbestleştirerek kalsiyumun çökmesini sağlar. Matriks veziküllerinden salınan kalsiyum hidroksiapatit kristalleri kristalizasyon kaynağı olarak hareket eder. Kristalizasyonun çevresindeki iyonların yüksek konsantrasyonu, kalsifikasyon faktörlerinin varlığı ve kalsiyum bağlayan proteinler, matriks kalsifikasyonunu teşvik ederler[43,46]. Osteoidin mineralizasyonu, sert kallusun oluşumu ve yapısal stabilite için gereklidir[47].

Nekrotik kırık uçları dolaşımdan yoksundur ve ortadan kaldırılması gerekmektedir. Kırık iyileşmesinde gerekli olan bu fonksiyonun nasıl başladığı kesin bilinmemektedir fakat kırık bölgesinde önemli miktarda tespit edilen prostaglandinlerin (PG) yeni osteoklast oluşumuyla mevcut osteoklast aktivitesinde artışa neden olduğu düşünülür. Canlı kemik gelişimi osteoklastların oluşturduğu geri emilim (rezorbsiyon) boşluklarının, osteoblastlar tarafından doldurulmasıyla sağlanır. Sonuçta nekrotik bölgenin tümü canlı kemikle yer değiştirir. Kaynamanın kallus oluşumuyla birlikte oluştuğu düşünülmektedir, ancak kaynama henüz son noktasına ulaşmamıştır. Onarım evresinin ortasında, kallusun gereksiz ve etkisiz kısımlarının geri emilimi ve trabeküler kemiğin stres çizgileri boyunca uzanması ile yeniden yapılanma evresi (remodeling) başlar. Kemiğin yapılanması en uzun evre olup, aylar yıllar sürebilir. Yeniden yapılanma evresinde önce kalsifiye kıkırdak oluşur, daha sonra bu dokunun yerini kas kuvveti ve mekanik streslere paralel olarak düzenlenmiş lamellar kemik alır. Kompakt kemik uçlarındaki kallus, lamellar kemikten yapılmış ikincil osteonlara dönüşür. Son olarak ilik kanalı dereceli olarak yeniden şekillenir[41,45,46].

Kanal içindeki kallus, osteoklastlar tarafından geri emilir ve boşluklar yeniden düzenlenir. İskelet sistemi yapısının, mekanik ihtiyacına uygunluk gösterdiğini, 1892'de Wolf, daha sonra kendi adıyla anılan kanun ile tanımlamıştır. Wolf'un işlev ile stres arasındaki ilişkiyi ortaya koyduğu ve bu kanuna göre kemiğin işlevsel durumundaki değişikliğin, dokuda yapısal değişikliklere yol açtığı bildirilmiştir. Bu kanun günümüzde de kemiğin yeniden yapılanmasında temel bir kural olarak kabul edilmektedir. Mekanik strese maruz kalan kemiğin konveks yüzü pozitif, konkav yüzü ise negatif elektrikle yüklendiğinden, osteoklastik aktivitenin hakim olduğu konveks yüzde geri emilim yapılırken, osteoblastik aktivitenin hakim olduğu konkav yüzde ise yeni kemik yapımı gerçekleştirilmektedir. Yani, "kırığın konveks tarafında geri emilim, konkav tarafında kemikleşme" şekillenmektedir[41,45,46].

2.6. KEMİK GREFTLERİ

Kemik grefti, bir kaynaktan alınan kemiğin alıcı kemiğe transferini tanımlar[48]. Greft bir defekti onarmak için bir bireyden diğerine, aynı ya da farklı bölgeye transplante edilen yaşayan bir dokudur. Yaşayan bir sistem içine yerleştirilmiş cansız materyaller ise implant olarak adlandırılır. İmplantlar; kemik çimentosu, dondurulmuş kortikal kemik, metal veya seramik materyallerden üretilmektedir[35].

2.7. KEMİK GREFTLERİNİN TARİHÇESİ

Kemik kandan sonra en çok transplante edilen dokudur[49,50]. Yavuz[51], Tuncer[52] ve Boer[53]; ilk kemik greftinin 1668 yılında Hollandalı cerrah Jop Van Meekeren tarafından bir askerin kafatasındaki travmatik defekti bir köpeğin kafatasından aldığı kemikle kapatmasıyla yapıldığını, ilk klinik otogreft uygulamasının 1820 yılında Almanya'da Philips Von Walter tarafından trepanatomiden sonra kafatasına otogreft uygulanarak yapıldığını ve ilk allogreft uygulamasının 1880'de İskoçyalı William Macewen tarafından gerçekleştirildiğini ve dört yaşındaki bir erkek çocuğun enfekte humerusu, başka bir çocuğun tibiasından alınan greftle başarıyla tedavi edildiğini bildirmişlerdir.

Kemik greft materyalleri arasında en popüler olanı otojen kemik greftleridir, çünkü biyouyumludur, osteokondüktiftirler ve düşük maliyetlidirler[3,54]. Elde edilmesindeki kolaylık nedeniyle taze heterogreft kullanımı, çok sayıda araştırıcının dikkatini çekmiştir. Candaş[48], Ollier (1889) köpek tibiasının, Kronacker (1897) dana kemiğinin, Mac Gil (1889) tavşan kemiğinin, Lambert (1909) domuz metacarpusunun, Voronoff (1914) maymun kemiğinin ve Duval (1915) koyun kemiğinin heterogreft olarak kullanıldığını, ancak bu uygulamalardan çoğunun başarısızlıkla sonuçlandığını bildirmiştir.

2.8. KEMİK GREFTLERİNİN GENEL ÖZELLİKLERİ

Kemik defektlerinin doldurulmasında kullanılan greft materyallerinde aranan başlıca özellikler, tek bir cerrahi işlemle elde edilebilmesi, antijenik özelliğinin olmaması, revaskülarizasyon, osteoindüksiyon, osteokondüksiyon ve osteogenezisi kolaylaştırabilmesi, defektte stabilite ve destek sağlaması, kolayca şekil verilebilmesi, radyolusent bir görünüm vermesi, uzun süre saklanabilmesi[55,56] ve kolay steril edilebilmesidir[49,57].

Kemiğin kendini rejenere etme yeteneğinin yetersiz kaldığı geniş rekonstrüksiyon gerektiren defektlerin onarımında, kemik grefti veya kemik yerine geçecek materyaller ile ilgili çalışmalar sonucunda, cerrahi uygulamalarda üstün özellikleri nedeniyle geniş kullanım alanı bulan, ancak bazı ciddi dezavantajları olan otojen kemik greftlerine alternatif olarak geliştirilen, heterojen ve allojen kaynaklı değişik greft türleri ve alloplastik materyaller, bir çok deneysel ve klinik ortamlarda denenmiş ve bir bölümü rutin kullanıma sunulmuştur[58,59].

Otogreft kullanımı enfeksiyöz hastalık geçiş riskini azaltır, osteokondüktif, osteoindüktif ve osteojenik özellikleri optimaldir. Dahası, implantasyon sonrası immun yanıt oluşmaz[60,61].

Allogreftler iyi bir alternatif olarak kullanılır ancak bu düşük osteogenesiteye, artmış immunogenesitiye ve otogreftten daha hızlı bir rezorbsiyona sahiptir. Hastalık geçişi riski de endişe vericidir[62]. Allogreftlerin yüksek derecede osteokondüktif[60,63], zayıf derecede osteoindüktif ve nonosteojenik olduğu düşünülür[60,64]. Bu yüzden allojenik greftlemede kemik oluşum oranı otolog kemiklerden daha azdır. Kaynamama, geç kaynama, kırık, greft nekrozu ve immunolojik reaksiyonu içine alan bazı riskleri vardır[60,65].

Kemik dokuda kırık oluşumundan sonra biyolojik ortam korunarak uygun materyal kulanıldığında en kısa sürede iyileşme sağlanır[66]. Biyomateryaller segmental kemik defektlerinin onarımında kullanılabilir. Bu materyaller inerttirler ve farklı rezorbsiyon oranlarına sahiptir[67]. Kemik greftlerinin kullanılması avantaj olmasına karşın bazı dezavantajları da bulunabilir. Ancak greftlemenin dezavantajları greft tipine bağlıdır. Otogreftlerde sınırlı kemik kaynağı, allogreft ve alloimplantların immun yanıt oluşturabilmesi ve enfeksiyöz ajanların geçişi, vaskülarize greftlerde teknik güçlük, donör bölgede kırık, ağrı, seroma, kanama ve enfeksiyon, greft uygulanan bölgede instabilite ve enfeksiyon olasılığının bulunması, greftleme dezavantajları olarak sayılabilir[68-70].

Kemik greftleri uygulanması ile kabul edilebilir klinik sonuçlar elde edilebilmesi için, uygun greft materyali ve uygun teknik seçimi gereklidir[68-70]. Çoğu olguda, kemik greftleme veya kemik transportunda, defekti doldurmak ve kemik iyileşmesini stimüle etmek gereklidir. Bu gibi problemlerde kullanılacak birçok seçenek vardır; otolog ya da allojenik kansellöz ya da kortikal kemik, Demineralize Kemik Matriksi (DKM), kalsiyum fosfatlı greft maddeleri ya da otolog kemik iliği bu seçenekler arasında yer alır. Bu greftlerin biyolojisi farklıdır ve yeni kemiğin büyümesini destekleyen bir iskele görevi yapan osteokondüktif matriks, osteoprojenitör hücrelerden farklılaşmamış perivasküler hücrelerin mitogenezisini destekleyen, stimüle eden osteoindüktif proteinler ve kemik yapımını gerçekleştiren osteojenik hücreler (osteoblast ya da osteoblast öncüleri maddeler) gibi bir ya da birkaç esansiyel bileşikleri kapsayabilirler[71,72].

2.9. KEMİK GREFTİ UYGULAMA ENDİKASYONLARI

Travma, kemik enfeksiyonları, konjenital anomaliler, kas iskelet sistemi tümör cerrahisi, revizyon arthroplastisi ve spinal cerrahi gibi rekonstrüktif işlemler sırasında oluşan kemik defektlerini sağaltmak amacıyla, kemik greftleri ve kemik yerini tutabilecek maddeler giderek artan sıklıkta kullanılmaktadır[73-75]. İskeletsel eksikliklerin tamamlanması veya onarımı büyük oranda kemik greftleriyle sağlanabilir[59,76]. Kemik grefti için endikasyonlar değişkendir, bazı olgularda geniş hacimli greft gerekirken, bazılarında küçük miktarlar yeterli olmaktadır[77]. Kemik greftleri ortopedik cerrahide metafizeal defektleri doldurmak, diafizeal defektlerde köprü kurmak ve kaynamama olgularının sağaltımı için kullanılmaktadır[62]. Kemik greftleri sert doku defektlerinde biyolojik onarımı arttırmak ve destek sağlamak amacıyla da kullanılır[59,78].

Kemik greftleri, füzyon gibi rekonstrüktif işlem gerektiren olgularda, enfeksiyon ya da tümörden kaynaklanan kemik kaybının yerine konulmasında ve kırık olgularını içeren ortopedik uygulamalarda geniş çapta kullanılmaktadır. Veteriner ortopedik şirurjide hayli uygulama alanı bulan bu tip greftlerin, köpeklerde lokalize osteitis fibrosa cystica, komplike femur kırığı, arthrodez, radio carpal deformasyonların düzeltilmesi ve parçalı kırıkların sağaltımı ile osteomyelitis olgularında enfekte kavitelerin doldurulmasında olumlu sonuçlar verdiği bildirilmiştir[48]. Demineralize kemik matriksinin tek başına[68,79] ya da kemik iliği ile kombinasyonu halinde[68,80], otojen kemik greftleri ya da diğer materyaller ile birlikte osteokondüktif ve osteoindüktif özelliklerinin artması nedeniyle klinik pratikte sıklıkla kullanılmaktadır[68,81,82]. Bu materyaller yeni kemik dokusu oluşumu ile iyileşmeyi hızlandırırlar[68,83].

İskelet sisteminin diğer bölgelerinde olduğu gibi, oral ve maksillofasiyal bölgenin travmatik, dejeneratif, enfeksiyöz, kistik ve neoplastik lezyonlarının oluşturduğu konjenital veya edinsel kemik deformiteleri rekonstrüksiyonunda, kemik greftlerine gereksinim duyulmaktadır[70,84]. Kraniomaksillofasiyal uygulamalarda osseöz konjenital deformitelerin, travmaya bağlı olarak ortaya çıkmış deformitelerin ve osseöz patolojilerin cerrahi eksizyonundan sonra, açığa çıkan geniş kemik defektlerinin iyileşmesinin desteklenmesi amacıyla, çeşitli kemik greftleri veya kemik yerine geçen biyomateryallerin kullanımı gerekmektedir[84,85].

2.10. KEMİK GREFTLERİNİN SINIFLANDIRILMASI

Kemik greftleri, donör kaynağa göre otogreft (hastanın kendi kemiği), allogreft (aynı türden bir kaynak - kadavra) ve ksenogreft (farklı bir tür) olmak üzere sınıflandırılmaktadır. Kemik yerini tutan maddeler ise, seramikler (yapay veya mercan), demineralize kemik matriksi, kemik morfojenik protein, büyüme faktörleri, otolog kemik iliği ve kollajen olarak sayılabilir[71,74,86].

Otogreftler aynı birey içinde donör bölgeden alınan ve alıcı bölgeye transplante edilen bir dokudur. Allogreft aynı tür içinde bir bireyden diğerine transplante edilir. Bir türden farklı türe transplante edilen dokuya Ksenogreft (Heterogreft)[35,87], tek yumurta ikizleri arasında nakledilen greftlere izogreft denir. Alloplastik greftler ise sentetik olarak elde edilen biyolojik implantlardır[87]. Allojenik ve Ksenogenik kemik greftleri canlılardan ve kadavralardan elde edilip, dondurma, dondurarak kurutma, kaynatma, otoklavlama, dekalsifikasyon veya deproteinizasyon işlemlerine tabi tutulurlar[88]. Kemik greftlerinin sınıflandırılması[28] ayrıntılı olarak Tablo 1'de verilmiştir.

Tablo 1: Kemik greftlerinin sınıflandırılması

1-OTOGREFT	**2-ALLOGREFT**	**3-KSENOGREFT**
A-Kortikal	A-Taze dondurulmuş	A-Demineralize
B-Kansellöz	B-Dondurulup kurutulmuş	B-Deproteinize
C-Kortiko-kansellöz	C-Demineralize dondurulup kurutulmuş	
D-Kompozit		
E-Osteokondral		
F-Vaskülarize		

4-BİYOMATERYALLER (ALLOPLASTLAR)						
A-Doku kaynaklı	B-Metal	C-Jelatin Film	D-Polimer	E-Kalsiyum Sülfat	F-Kalsiyum Karbonat	G-Kalsiyum Fosfat
a-Dentin			a-Polimetilmetakrilat			a-Rezorbe olanlar
b-Sement			b-Proplast			b-Rezorbe olmayanlar
c-Kıkırdak			c-Polyalioxanone			
d- Sklera			d-Poliamide Metch			
e-Duramater			e-Polyglactin 90			
			f-Sert doku replasmanı			
			g-Polietilen			
			h-Silikon			
			ı-Polipropilen			
			i-Politetrafluoroetilen			

2.11. GREFT BİYOLOJİSİ

Ortopedik cerrahinin temeli, kemiğin istenen anatomik bölgesinde kemik iyileşmesi için yanıt oluşturmaktır. Klinik başarı, oluşan kemiğin yeniden yapılanma sonucu çevre kemik dokusu ile yapısal olarak bütünleşmesi (integrasyon) ve oluşan kemiğin fonksiyon görmek için yeterli mekanik dayanıklılığa sahip olması ile belirlenir[73].

Osteointegrasyon, greftin arada fibröz doku oluşumuna yol açmayacak şekilde alıcı kemik yüzeyine kimyasal olarak tutunmasıdır[73,89,90]. Greftin tipine bağlı olarak kemik, konakçı dokuya bırakıldığında osteogenezis, osteoindüksiyon, osteokondüksiyon[35,74] ve mekanik desteğin sağlanması[35] gibi dört farklı fonksiyon yerine getirilir.

2.11.1. Osteogenezis

Alıcı bölgeye transfer edilen dokuda, yaşayan osteoblast ve osteoklastlar gibi donör hücreleri tarafından başlatılan yeni kemik oluşumudur[28,35,74,91-93]. Bu işlem taze kansellöz otogreftlerde oluşur, çünkü bunlar transfer edilmiş hücrelerin yaşamasına izin veren taze kortikal otogreftlerden daha hızlı revaskülarize olabilirler[35,94]. Ayrıca, kansellöz kemik, aktif osteoblastlar ya da farklılaşmamış mezenşimal hücreler tarafından kaplanmış geniş bir yüzey alanına sahiptir. Bu yüzden bu doku, diğer greft tiplerinden daha fazla yeni kemik üretimini stimüle etme potansiyeline sahiptir. Osteogenezis, en erken implantasyondan 5-6 gün sonra başlar ve transplantasyonu takiben 8 hafta boyunca maksimum düzeye ulaşır[35]. Hem otojen hem de allojenik kansellöz kemik greftlerinin konakçı kemik içinde bütünleşmesi bir yılda tamamlanır[35,94].

Yeni kemik dokusu oluşumu için öncelikle kemiği meydana getirebilecek yeterli sayıda "osteojenik projenitör hücreler" ortamda bulunmalıdır[47,73,95]. Osteoprojenitör hücreler osteoblastlara dönüşerek kemik yapımını sağlar. Bu hücreler henüz spesifik bir doku hücresine farklılaşmamışlardır ve yaşamları boyunca çoğalabilme özelliğine sahiptir. Farklılaşmamış kök hücre klonları oluşturabildikleri gibi, geçiş hücrelerine farklılaşıp, gelişerek kemik, kıkırdak, ligament, tendon ve yağ gibi bağ dokusu hücrelerini de oluşturabilirler[47]. Genellikle taşıyıcı matriksler osteoprojenitör hücreleri kendilerine çekme, migrasyonlarını kolaylaştırma ve revaskülarizasyonu başlatma özelliğindedir. Son aşamada yeni kemik oluşumu başladıktan sonra taşıyıcının işlevi tamamlanır ve zararlı artıklar bırakmadan emilmesi beklenir[96]. Hücre matriks kompozitlerinin osteoblastik projenitör hücrelerin transplantasyonu sırasında uygun bir taşıyıcı ve destek olduğu, ayrıca hücrelerin yaşaması ve çoğalması üzerine etkinliği gösterilmiştir. Allogreft kemik dokusu en iyi taşıyıcı desteklerden biridir. Ancak potansiyel enfeksiyon riski, immun reaksiyon ve yetersiz miktarlarda elde edilebilmesi nedeniyle, bunun yerine mineralize kollajen, kalsiyum fosfat seramikleri, hyaluronik asit veya kollajen yapıda matriksler ve sentetik polimerler gibi taşıyıcılar geliştirilmektedir[95].

2.11.2. Osteoindüksiyon

Plüripotent hücrelerin çevre dokuda osteoblastik fenotipe dönmelerini uyarabilme yeteneğidir[73,89,90]. Başka bir ifadeyle kemik matriksi ile etkileşime geçtikten sonra osteojenik hücreler (osteoblastlar) içinde farklılaşmamış mezenşimal hücrelerin farklılaşmasıdır[35,97]. Bu sürecin major fazı kemotaksis, mitosis ve farklılaşmadır[35,78]. Mezenşimal hücreler mineralize matriksin üretimi ve prolifere olmasıyla birlikte osteoblastlar ve kondroblastların gelişi ile stimüle edilir. Bu farklılaşma prostaglandin E_2, tümör nekrosis faktör, trombositten türemiş büyüme faktörü, sitokinler, insülin benzeri büyüme faktörü (IGF), transforming büyüme faktörü beta (TGF-beta) ve kemik morfojenik proteinler (BMP) gibi birçok farklı faktör tarafından değiştirilir[35].

2.11.3. Osteokondüksiyon

Alıcı yataktan uzanan yeni kemiğin pasif olarak büyümesidir[35,97]. Daha açık bir ifadeyle, alıcı kemikten vasküler ve perivasküler yapıların grefte ilerlemesi için, greftin çatı görevini üstlenerek yüzeyinde yeni kemik oluşumunu desteklemesidir[98]. Yeni şekillenen kemiğin yapısında osteojenik elementlerin düzenlenmesi ve konakçıya ait revaskülarizasyonda greftin pasif olarak destek sağlama sürecidir[9]. Greft ya da implantın yapısı içinde alıcı yataktan mezenşimal hücreler, perivasküler doku ve kapillarların büyüme süreci ile oluşan üç boyutlu bir işlem sözkonusudur[35,97].

2.11.4. Mekanik Destek

Mekanik destek sağlayan greftler büyük kemik defektlerini dolduran ağırlıkları taşırlar[99]. En iyi mekanik destek sağlayan greftler otolog kortikal greftlerdir[35].

2.12. GREFT BİRLEŞMESİ

Herhangi bir kemik grefti cerrahi olarak yerleştirildiğinde kırık kaynamasına benzer sıra ile kanama, ınflamasyon, dokunun revaskülarizasyonu, greftin lokal doku ile yer değıştırmesı ve yeniden yapılanması aşamalarından geçer. Greft birleşmesi nakledilen dokunun orijinal doku kadar iyi işlev görmesi, yani mekanik bütünlüğünü ve fonksiyonunu greft birleşmesi sırasında ve sonrasında koruması anlamına gelir[73,99]. Başarılı bir greft birleşmesi, greftin biyomekanik özellikleri, osteokondüksiyon, osteoblast farklılaşması, osteoprojenitör hücre proliferasyonu ve alıcı bölge ile olan ilişkiye bağlıdır[100]. Yangısal yanıt[101,102], kemik iliği[101,103], osteojenik indüksiyon[103,104] travma[105,106], vasküler restorasyon[107,108], implantasyon bölgesi[109,110], transplant büyüklüğü[111] ve fiziksel güçler[101,112] greftin birleşme sürecini etkilemektedir.

Greftlemeyi takiben hem alıcı bölgede hem de greftte yeniden yapılanma süreci başlar[113]. Yeniden yapılanma periyodu boyunca kendiliğinden hem kemik formasyonu hem de rezorbsiyon oluşur. Yeni kemik formasyonunun oranındaki değişimler muhtemelen greftin yeniden yapılanma süresince kemik rezorbsiyonu oranını etkiler. Farklı hayvan deneylerinden alınan sonuçlara göre greft birleşmesi en erken 5-6 günde başlar ve iki ay ile bir yıl arasında tamamlanır[68,114-116].

Yeni oluşan kemikleşmenin hızı, greft ile greft yatağı arasındaki ilişkiye ve greftin yapısına bağlıdır[48]. Doğal kemiğin periosteal yüzeyinden greftin dış yüzeyine doğru uzanarak aşamalı olarak birleşme alanında ortaya çıkan kallus gelişimi yakın korteksler arasındaki boşluğu doldurur. Greftin dış yüzeyi bitişiğindeki konak hücrelerinden mezenşimal proliferasyon, greft korteksi ile birleşen ince kemik tabakası formasyonuna yol açar. Konak ile greft arasındaki belirgin olan sınır öncelikle açıkca kaybolmaya başlar. Kaynama ilerledikçe bu bileşke trabeküler büyüme ile birlikte doldurulmaya başlar ve medullar kanal fibröz doku ile yer değiştirir[117-120]. Hem spongiyöz hem de kortikal kemik greftleri yavaş yavaş yerine geçme kuralına göre birleşme gösterirler[102].

Kemik grefti birleşmesi fazlara ayrılmıştır; İlk faz mezenşimal hücrelerin kemotaksisi ve proliferasyonunu içerir. İkinci faz kartilajinöz matriksin üretimi ile kondrosit ve kondroblastlar içinde primitif mezenşimal hücrelerin farklılaşmasıyla başlar ve yeni şekillenen kıkırdağa kan damarları girdiğinde sonuçlanır. Üçüncü ve son faz kemik ve kemik iliği üretimini takiben osteoblast ve osteositler içinde mezenşimal hücre farklılaşmasını kapsar[11,121].

Kansellöz otogreftlerin başlangıçta yük taşıma özellikleri olmamasına rağmen, greft üzerine kemik doku birikimi ve alıcı sahadaki kemiklerle kaynama sonucunda yapısal bütünlük oluşmaya başlar. Kemik kütlesi arttıkça dayanıklılık da artar ve oluşan yeni doku Wolf kuralları doğrultusunda yeniden yapılanır[illegible].

Kansellöz otogreftlerdeki hücrelerin çoğunluğu özellikle de trabeküler boşluklardakiler greftleme sonrasında ölmesine rağmen, yüzeydeki osteoblastlar hayatta kalır ve yeni kemik oluşturmaya başlar. Kansellöz kemik poröz yapıda olduğu için alıcı sahadaki damarlar, osteoblastlar ve osteoblast öncüleri greftte periferden merkeze doğru ilerler. Damarların invazyonu ile birlikte osteoblastlar ölü trabeküllerin kenarlarında dizilerek osteoid yapmaya başlar ve ölü kemiğin merkezine kadar osteoid ile kaplanır. Ardından yeniden yapılanma başlar ve yeni oluşan kemik adacıkları osteoklastlar tarafından rezorbe edilirek yeni oluşturulan kemik ile yer değiştirilir. Bu süreç yaklaşık altı ay ile bir yıl arasında tamamlanır[73,87].

Kortikal greftlerin periostunda osteojenik potansiyeli olan az sayıda hücre canlı kalabilmiş olsa da, greftteki osteositlerin çoğunluğu nakil sonrasında ölür ve kalan matriks, alıcı sahadan gelen ve osteojenik özellikleri olan hücrelerin üzerine yerleşebilecekleri bir cansız iskelet görevi görür. Nekrotik trabeküllerden oluşan iskeletin üzerine yeni kemik oluşumu ve ardından nekrotik yapıların rezorbsiyonu ile onarılan kansellöz kemik greftlerinin aksine, kortikal kemikler yeni kemik oluşumu öncesinde nekrotik osteonların rezorbsiyonuna ihtiyaç duyarlar. Bu da kortikal greftte porozitenin artmasına ve torsiyonel dayanıklılığın azalmasına yol açar. Sonuçta yeniden damarlanma ve onarım için oluşan kortikal porozite, özellikle büyük kortikal greftlerde görülen greft kırılması, kaynama gecikmesi ya da kaynamama sorunlarının görülmesindeki en önemli nedenlerdendir[73,87].

Kortikal greftler başlangıçta yapısal dayanıklılığa sahiptirler. Fakat 6 ile 18 ay arasında süren yeniden damarlanma ve yeniden yapılanma evrelerinde gücünün yaklaşık 1/3'ünü kaybeder. Zaman içinde normal yapısına yaklaşarak yaklaşık 2 yılda normal kortikal kemiğin gücüne ulaşır. Yine de greftin içinde yer yer rezorbe olmamış canlı olmayan kemik adacıkları varlığını sürdürür[73,87,102].

2.13. OTOGREFTLER (OTOLOG KEMİK GREFTLERİ)

Otogreftler; osteojenik, osteoindüktif, osteokondüktif ve tamamıyla biyouyumludur. Bu özelliklerin ideal bir greft materyalinde bulunması gerekir[62]. Kırık iyileşmesinde, kemik defektlerini doldurmada, omurga füzyonlarında[33,34] ve kaynamama olgularının sağaltımında[122] sıklıkla kullanılmaktadır. Otogreftlerin bu özellikleri günümüzde diğer greft materyallerine göre altın standart olarak kabul edilmiştir[71,74,97,123-127]. Bunun en büyük nedeni kemik iyileşmesine yardım eden asıl komponentleri sağlamasıdır. Bu komponentler, kemik iliğinde bulunan osteoprojenitör hücreler, osteokondüktif hidroksiapatit kollajen matriks ve kemik morfojenik protein (BMP)'lerin en önemli elemanı olduğu birçok osteoindüktif büyüme faktörleridir[33,34].

Otogreftler ayrıca intra oral ya da ekstra oral donör bölgede kullanılarak periodontal rejenerasyonu sağlamada iyi sonuçlar verir[128,129]. Osteojenik kapasitesi en yüksek greft materyali otogreft olmasına rağmen, otogreft kullanılan hastalarda %30'a varan komplikasyon oranları bildirilmiştir[130].

Kemik iyileşmesinde otogreft iyi bir seçenek olmasına rağmen bazı dezavantajları vardır. Bunlar ikinci bir cerrahi girişime ihtiyaç duyulması[70,84,130-132], donör bölgede morbidite oluşturması[70,84,133], greft alınan bölgede ağrı[62,90,131,132], donör sahada enfeksiyon[130-132], istenilen miktarda elde edilememesi, hastanede kalma süresinin uzaması, medikal sağaltımın uzaması[70,84] ve maliyet artışıdır[130]. Bu yüzden ortopedik cerrahide allogreftler ve ksenogreftler otogreftlere alternatif olarak kullanılmaktadır[33,134,135].

Otogreftler, otolog kansellöz kemik, vaskülarize olmayan otolog kortikal kemik ve vaskülarize otogreftler şeklinde kullanılabilir[73].

2.13.1. Otolog Kansellöz (spongiyöz) Kemik

Spinal füzyon, kemik kayıplarının doldurulması ve kırık sağaltımında kemik iyileşmesini sağlayan en etkili greft materyali olarak bilinir. Otojen kansellöz kemik içinde osteojenik kemik ve kemik iliği hücreleri, osteokondüktif kollajen ve mineral matriksi, matriks proteinleri ve osteoindüktif matriks proteinleri nakledilir[136]. Kansellöz kemik osteoindüktif olarak bilinmesine rağmen, indüktif proteinlerin ve sitokinlerin otolog kansellöz greftte aktif olduğuna dair kanıt yoktur[71]. Kansellöz otogreftin, osteogenezise aktif olarak yardım etme yeteneğine sahip olduğu ve kullanımından başarılı sonuçlar alındığı bildirilmektedir. Spongiyöz otogreftler kemik defektlerine yerleştirildiğinde, greft bölgesine vasküler granülasyon dokusu bir haftada penetre olur[132,137].

İnternal fikzasyon ve açık redüksiyon gerektiren her kırık için otojen kansellöz kemik greftinden faydalanılabilir. Otolog kansellöz kemik greftleri hızlı bir şekilde konakçı kemikle birleşir ve enfeksiyöz hastalık geçişi ya da doku uyumluluğunda farklılık yoktur[138]. Otojen kansellöz greftin kullanımı dört hafta kadar kemik iyileşmesini hızlandırabilir[139]. Otojen kansellöz kemik grefti kırık bölgesinde bir kaç aşamada birleşir. Yangısal yanıt, bir saat içinde mononükleer hücreler, plazma hücreleri ve lenfositlerin bölgeye çekilmesini sağlar. Öncelikle bir hematom şekillenir ve ilk 1-2 hafta içinde bu hematom rezorbe olur[140]. Greftlemeden sonra beş gün içinde revaskülarizasyon ve osteoindüksiyon başlar, konnektif dokuya kapillar damarlar girer. Gelecek on gün içinde kan damarları sayısında artış görülür[140,141]. Nekrotik doku rezorbe edilir ve greft yirmi gün içinde tamamıyla vaskülarize olur[141]. Yeni oluşan kemik nekrotik trabekül üzerinde birikir ve lamellar kemik içinde daha sonra tekrar yapılandırılır[139,141,142]. Lamellar kemik elementlerinin yeniden yapılanması yeni ve sürekli kortikal yüzeye (kortikalizasyon) yol açar[141]. Transplante edilmiş trabeküler kemik ölü kemiğin trabeküler deliklerini kaplayan osteositleri depo eden osteoblastlara uzanır[143]. Kortikal allogreftlerin tersine otojen kansellöz kemik greftleri içindeki osteoklastik aktivasyon, greftin açığa çıkan nekrotik trabeküllerinde biriken yeni kemikten sonra nekrotik greftin deliklerinin rezorbsiyonuna neden olur. Greftin yeniden yapılanması birkaç ayı bulur ve greft içinde hemopoetik elementler birikir. Son olarak, greft tamamıyla rezorbe olduğunda mekanik strese yanıt olarak kortikal kemikte tekrar yeni kemik şekillendirilir[141]. Bir kortikal defekt greft ile tamamen doldurulduğu zaman, otojen kansellöz kemik greftine osteojenik yanıt maksimum olur [144]. Bir kortikal defekt içinde bir otojen kansellöz kemik grefti baskısı ya da yükü greftin osteokondüktif özelliklerini engellemez fakat greft baskısı kemik iyileşmesini hızlandırmaz[142]. Radyografik olarak mineralizasyonla yoğunlukta bir artış görülür, daha sonra nekrotik greftin rezorbsiyonu ile yoğunluk azalır. Sonunda kansellöz yapı kortikal kemikle yer değişir ve medullar kanal yeniden kurulur[141].

2.13.2. Vaskülarize Olmayan Otolog Kortikal Kemik

Biyolojik uyum açısından kortikal kemik greftleri otojen kansellöz kemik greftlerine göre daha az başarılıdır. Kortikal kemik porozitesinin az olması sonucu, damarsal yapıların greftin içine doğru ilerlemesi zor ve yavaştır. Kortikal kemik trabeküler kemiğe göre daha az sayıda osteoblastik projenitör hücre içerir. Oksijen difüzyonu ve besin aktarımının az olması nedeniyle kortikal kemikteki hücreler nakledilmeye daha az dayanıklıdır[73,95]. Kortikal greftler osteokondüksiyonda iskele olduğu kadar mekanik destek sağlar. Kortikal otogreftlerin birleşme süreci kansellöz otogreftlerinkine benzer. Ancak birleşme daha düşük oranda oluşur ve onarım ilk önce osteoklastlar tarafından başlatılır[97]. Kortikal greft kullanımının endikasyonları tümör rezeksiyonu sırasında oluşan büyük kortikal veya osteokondral defektler ve kırıklarla ilişkili büyük segmental kemik defektlerinin yerine konmasıdır. Kortikal allogreft kullanımının kontrendikasyonları; açık kırıklar ya da otojen kemiklerle rekonstrükte edilebilen kırıklardır. En yaygın başarısızlık nedeni, enfeksiyon ve internal fikzasyon eksikliğidir[145,146]. Kortikal greftlerin kullanımı için; doğru büyüklük, enfeksiyonun rezolüsyonu, iyi bir konakçı-greft kortikal kontakt, stabilite, internal fikzasyon ve greft-konakçı birleşiminde kansellöz otogreftin varlığı gereklidir[146]. Kansellöz greftler gibi kortikal greftlerin birleşmesi de kırık bölgesinde vaskülarizasyon, rezorbsiyon ve yeni kemik birikimine dayanır[78]. Kortikal ve kansellöz greftler arasındaki en büyük farklılıklar revaskülarizasyon oranları, konakçı birleşme mekanizmaları ve onarımın tamamlanmasıdır[97]. Kansellöz kemik greftlerinde mineralizasyon onarımın ilk fazlarından biridir. Kortikal greftlerde görülen ilk onarım aşaması ise rezorbsiyondur. Kortikal greftler altıncı güne kadar kan damarları tarafından penetre olmazlar ve revaskülarizasyon yaklaşık 1-2 ay alır. Rezorbsiyon ilk önce osteoklastlar tarafından başlatılır ve yaklaşık sekiz hafta sürer. Bu zamanda konakçı-greft birleşimi fonksiyonel olarak konsolide olmamıştır[146]. Başlıca avantajları, mekanik olarak dayanıklı olmaları ve büyük kemik kayıplarının doldurulmasında miktar olarak yeterli olmalarıdır[95]. 5-6 cm'nin üzeri kemik kayıplarında otolog kortikal kemik greftleri iyi seçenektir. Ancak 12 cm'den fazla kemik kayıplarında vaskülarize olmayan greftlerin başarılı olma oranlarının %25-50 olması nedeniyle vaskülarize greftler tercih edilir[71].

2.13.3. Vaskülarize Otogreftler

Transplantasyon sırasında hem arter hem de ven anastomoz edildiğinde osteositlerin yaklaşık %90'ı hayatta kalır. Vaskülarize olmayan otogreftlerdeki gibi rezorbsiyon ve ardından osteokondüksiyon ve yeniden yapılanma izlenmez. Bu nedenle damarlı olmayan otogreftlere göre ilk altı haftalık dönemde daha dayanıklıdır. Bu greftler yapısal bütünlüklerini kaybetmeden inkorpore olur. Nakledildikleri alanın mekanik özellikleri ve Wolf kanunları doğrultusunda hipertrofiye olurlar[73].

Otolog kansellöz kemik grefti 5-6 cm'den küçük kemik kayıplarında ve kaynamama olgularında mükemmel bir seçimdir[71]. Veteriner ortopedide kansellöz kemik toplanan donör bölgeler; humerus ve tibia proksimali, iliak kanat, costalar, koksigeal vertebra[54,147], radius ve tibianın distal ucudur[71]. Proksimal humerustan daha fazla kansellöz kemik toplanabilir ve iyileşmesi de tibiaya göre daha hızlıdır[148,149]. Bu bölgelerin dışında atlarda ayrıca sternumdan da greft toplanabilir[150]. Tibia, iliak kanat ve sternumdan aynı miktarlarda greft toplanabilir ama kostalardan daha az miktarda alınır[151,152]. İliak kanat ve sternum dekubital ülserlere meyillidir ve ensizyonu korumak zordur. Bu bölgede oluşan bir ensizyonel açılma osteomyelitis ile sonuçlanabilir[152]. Sternum ve kostalardan alınan greftlerde şekillenen diğer bir komplikasyon da pneumothoraksdır[152,153].

Vaskülarize otogreftlerin alınabileceği bölgeler fibula, kosta, tibia, olekranon ve iliak kanattır. Fakat en sık tercih edilen damarlı fibula greftidir. Her bölgenin kendine özgü dezavantajları ve morbiditesi olmakla birlikte, genellikle donör saha problemleri ve ameliyat süresinin uzun olması önde gelen sorunlardır[154].

2.14. ALLOGREFTLER

Kemik, transplantasyon için çok yaygın kullanılan dokulardan biridir. Allogreftler pelvis ve uzun kemiklerden ölümü takiben 12 saat içinde toplanmalıdır. Allogreft kemiğin kullanımı için en yaygın endikasyon; travma ya da tümör cerrahisini takiben iskelet rekonstrüksiyonu ve aşırı kemik kaybının yerine konmasıdır[155]. Travma sonucu olan iskelet yetersizlikleri, eklem rekonstrüksiyonu, kas-iskelet sistemini içeren tümör olguları ve diğer rekonstrüksiyon gereken olgularda kemik allogreftleri iyi bir seçenektir[156].

Allogreftler taze, dondurulmuş ya da dondurulup kurutulmuş formlarda kullanılabilir[62,157]. Dondurulmuş allojenik kansellöz kemik greftleri ticari olarak uzun yıllardır kullanılmaktadır. Bu greft artrodez ve kırık onarımında kullanıldığı zaman etkili bir birleşme göstermektedir[140]. Dondurup kurutma işlemi kemik greftine karşı inflamatuar yanıtı önemli oranda azaltmasına rağmen, greftin mekanik özelliklerini de azaltmaktadır[158]. Dondurulup kurutulmuş kemik greftlerinde iyileşme rezorbsiyon ve osteokondüksiyon ile olurken, osteoindüksiyon görülmemektedir[159]. Taze allogreftlerin kullanımı çok seyrektir, çünkü hastalık geçiş riski fazladır ve yüksek bir immun yanıt oluşturur[62,157]. Uzun süreli saklanacak olan allogreftler, immunogenesite ve hastalık geçişini azaltmak için önce temizlenir sonra işlenir[160]. Bir allogreftin temizlenmesi ve onun biyolojik ve fizyolojik özellikleri arasında hassas bir denge vardır. Peroksit[161] ve halojenler[162] gibi kimyasalların kullanılmasıyla sağlanan temizleme işlemi allogreftlerin mekanik özelliklerini ve osteoindüktivitesini değiştirip azaltabilir[156]. Greft, konakçıda immun yanıtı minimize edecek şekilde hazırlanır, bu yüzden allogreftlerde canlı hücre yoktur. Sterilizasyonu için gamma radyasyon ya da etilen oksit kullanılabilir[62]. Poröz yapıları içinde projenitör hücrelerin ve endotelyal hücrelerin tutunduğu birçok kimyasal ajan içerir. Aynı zamanda osteoklastlar tarafından rezorbe edildiklerinde, serbest kalan kemik matriks içinde büyüme faktörlerini de içerirler. Allogreft kemik içinde osteoindüktif özellik taşıyan az miktarda kemik morfojenik proteini de bulunur. Demineralizasyon işlemi allogreft kemik matriksindeki büyüme faktörlerinin biyoyararlanımını arttırır[163]. Otojen kemik alımı sırasında çıkan morbiditenin önlenmesi, otogreftin yeterli olmadığı büyük kemik kayıplarında yeterli miktarda greft sağlanması, otojen kortikal greftlere göre daha büyük miktar ve değişik boyutlarda allojen kortikal kemik sağlanmasının yanısıra jel, toz ve macun olarak bir çok şekilde üretilip kullanım kolaylığı sağlaması, allogreftlerin avantajları olarak sayılabilir[95].

Otogreftlere alternatif olan allogreftlerin, zayıf biyolojik özelliği, enfeksiyon ve enflamasyon[33,95,164], dayanıksız greft birleşmesi, immun yanıt oluşturma gibi dezavantajları bulunmaktadır[129]. Allogreftler birkaç farklı şekilde kullanıma hazırlanırlanabilir. Bunlar; morselize ve kansellöz greft, kortikal ve osteokondral greftler, demineralize kemik matriksidir[71].

2.14.1. Morselize ve Kansellöz Allogreftler

Osteokondüktiftirler ve kompresyona karşı mekanik olarak destek sağlarlar. Dondurulup kurutularak ve vakumla paketlenerek kullanıma hazırlanırlar. Kemik kistlerinde küretaj sonrası oluşan kavitelerin doldurulmasında, periartiküler metafiz kırıklarında eklem yüzeylerinin kaldırılması sonucu oluşan kemik boşluklarının doldurulmasında[71,73], otogreftlerin elde edilme miktarı sınırlı kaldığı durumlarda büyük defektleri doldurmak veya otojen kansellöz greftin miktarını arttırmak için kullanılırlar[71].

2.14.2. Osteokondral ve Kortikal Allogreftler

Pelvis, kostalar, femur, tibia ve fibuladan elde edilerek majör kemik ve eklem kayıplarında kullanılır. Osteokondüktif özellik taşıyan bu greftler derin dondurularak veya dondurulup kurutularak saklanabilirler[71,73].

2.14.3. Demineralize Kemik Matriksi (DKM)

Demineralize kemik matriksi insanlarda olduğu kadar hayvanlarda da kemik formasyonunu uyarmakta ve kemik rejenerasyonuna katkıda bulunmaktadır[81,82]. Bunun dışında kemik rezorbsiyonunu da etkileyebilir. Çünkü kemik rezorbsiyonu, kemik gelişimi ve rejenerasyonunda gerekli bir süreçtir[68]. Demineralize kemik matriksi, segmental defektlerde kırık iyileşmesinde kemik füzyonunu başlatır[165]. Ayrıca kist ve tümör defektleri, kırık onarımı, kaynamama ve artrodezlerde kullanılan otojen kemik greftlerine karıştırılarak kullanılır[166,167]. Diğer kemik greftleriyle birlikte kullanımı da mümkündür[70,168]. Hayvan deneyleri DKM'nin tek başına[169], otojen kemik greftleriyle[170] ve seramikler ile kullanıldığında osteoindüktif özelliği taşıdığını göstermiştir[171]. Jel (enjektabl), putty (hamur kıvamında elyaf yapısında) ve flex olarak adlandırılan elastik tabaka olmak üzere üç ticari şekilde kullanılmaktadır[33].

Demineralize kemik allogreftlerinin kullanımında iyileşme osteoindüksiyon ile gerçekleşmektedir[172]. Otojen greft materyaline alternatif olarak geliştirilmiştir[55]. Yapısal destek sağlamaz, fakat kemik defektlerini ve kaviteleri doldurmak için çok uygundur. Çabuk bir şekilde revaskülarize olur, ayrıca kemik iliği için uygun bir taşıyıcıdır[71,73]. Çoğu kemik grefti DKM ile kompozit halde kullanılır. Osteoindüktif kapasitesi, depolama, işlem, donörden alıcıya taşıma ve sterilizasyon işlemlerinden etkilenir[173]. Urist ve ark.[83] 1965'de, kas içine uygulanan ceplere DKM implantasyonunun inflamatuar yanıt oluşturduğunu ve hemopoetik kemik iliği aralıklarının gelişimiyle, tam bir endokondral kemik formasyonunu özetleyen bir süreç başlattığını rapor etmiştir. Embriyojenik kemik gelişimi sırasında görülen morfogenezis, iskelet dışı bölgelere implante edilen DKM'nin indüksiyonu ile tekrar edilebilmekte ve doğal kemik oluşumu sağlanabilmektedir[174,175]. Kemikten kalsiyum hidroksiapatitin seyreltik (0,5 N) HCl ile uzaklaştırılması sonucunda DKM elde edilir[33]. Gliserolle kombine edilen DKM'nin aşırı dozda kullanımı sonrasında nörotoksik ve nefrotoksik etkilerle karşılaşılmıştır[134,176]. Bu nedenle gliserolle kombine edilen DKM uygulanırken, 2ml/kg'ın üzerinde dozda kullanılmaması, renal fonksiyonları bozuk olan hastalarda kullanımından kaçınılması ve spinal sinirlerle doğrudan temasının önlenmesi gerektiği belirtilmiştir[177]. Demineralize kemik matriksinin biyolojik aktivitesi ekstrasellüler matrikste bulunan proteinler ve büyüme faktörleri ile artar[73]. Demineralize kemik matriksi kemik morfojenik protein, fibroblast büyüme faktörü, insülin benzeri büyüme faktörü, osteojenin gibi aktif proteinleri[178,179], kollajen ve nonkollajenik proteinleri (osteokalsin, osteonektin, osteopontin) de içermektedir. Bu büyüme faktörleri kemik kırıklarının iyileşmesi ve yeni kemik oluşumu için temel faktörlerdir ve mitojenik, anjiojenik ve hücre değişimi gibi farklı fonksiyonları bulunur[33]. Kemik morfojenik proteinler adı verilen büyüme faktörleri ilk kez DKM'nden ekstrakte edilmiş olup, biyolojik aktiviteyi oluşturmaktadır[96]. Demineralize kemik matriksi, stabilite sağlanmış kemik defektlerinin onarımında, kemik rejenerasyonu ve üremesini kolaylaştırmak amacıyla kullanılmaktadır[33].

2.15. KSENOGREFTLER

Heterogreft olarak ta bilinen bu greftler, bir türden diğer bir türe nakledilirler. Bu greftlerin antijeniteleri allogreftlerden yüksektir. Tek başlarına osteogenezise katılmazlar ve kemik formasyonunun uyarılmasında zayıf etkiye sahiptirler[180]. Kemik defektlerinin onarımında ksenogreftlerin kullanımı 1960'lı yıllardan bu yana ilgi çekmektedir. Sığır ya da köpek ksenojenik implant uygulamalarını kapsayan klinik çalışmaların başarı ile tamamlandığı rapor edilmektedir[181]. Ksenogreft kullanımı konakçıdan alıcıya hastalık geçiş riskini azaltır, ayrıca potansiyel olarak greft antijenitesinin bir sonucu olarak, ksenoimplantın tamamen rezorbsiyonuna izin verir. Böylece implantın kaldırılması için ayrıca bir operasyona gerek duyulmaz[35]. Ancak ksenogreft kullanımı, yabancı cisim reaksiyonuna ve kuvvetli bir immun yanıta sebep olmaktadır[90].

Bir kemik ksenogreft materyalinin yapısı, osteokondüktif, osteoindüktif ve osteojenik özellikleri açısından, doğal kansellöz kemiğin kimyası ve yapısı ile uyumlu olmalıdır[81]. Deproteinize sığır kemiği ve ısıl işlem görmüş sığır kortikal kemiği, tıp ortopedisinde oldukça yaygın ksenogreft materyali olarak kullanılmaktadır. Bir köpeğin distal radiusundaki osteolitik bir lezyonun kürete edilmesinden sonra, defekti doldurmak için, ksenogreft olarak sığır kansellöz kemiği otojen kansellöz kemik ile birlikte 4/1 oranında kombine edilerek kullanılmış ve başarılı bir şekilde kemik iyileşmesi elde edilmiştir[182]. Sığır ksenogrefti atlarda servikal spinal füzyon olgusunda da başarıyla kullanılmış, ancak maliyeti nedeniyle rutin kullanımda fazla tercih edilmemiştir[183,184]. Demineralize Kemik Matriksi, kemik iliği ve kemik morfojenik proteinler ile kombine edilerek kullanılabilir[185]. Demineralize kemik matriksinin ksenogreft olarak kullanıldığı diğer bir araştırmada ise DKM'nin kemik oluşumunu indüklediği belirtilmiştir[186]. Yapılan bir araştırmada ksenogreft materyali olarak sığır fötal büyüme plağı kullanılmış ve postoperatif 56. gün değerlendirmelerinde, ksenogreft grubunda gözlenen kemik formasyonunun, otogreft grubundan daha önde olduğu bildirilmiştir[187]. Kemik kırıklarında onarıma katkıda bulunan ve kemik indüksiyon faktörleri taşıyan ksenogreftler, otogreft ve allogreftlerin sahip olduğu dezavantajlardan dolayı gelecekte çok fazla tercih edilen kemik greft materyalleri olabilecektir. Bu amaçla makro ya da mikrogranüler yapıda, deproteinize ya da demineralize edilebilen yeni ksenogreftler ile gerçekleştirilen klinik çalışmaların halen devam ettiği bildirilmektedir[188]. Ksenogreftlerin kemik kondüksiyonu ve destek yapı sağlamasının yanı sıra, yüksek oranda kalsiyum ve fosfor sağlayabilmeleri, yeni kemik oluşumuna büyük katkıda bulunur. Yapılan radyografik ve histolojik analizler, ksenogreftlerin defekt kenarlarında yeni kemiği oluşturduğunu ve osteokondüktif yeteneğinin kontrol gruplarına göre daha yüksek oranda olduğunu göstermektedir[188].

2.16. KEMİK GREFTİ YERİNE GEÇEN MATERYALLER

Kemik defektlerinin onarımında ideal sağaltım yöntemi olarak bilinen otogreftlerin yeterli miktarda elde edilememesi ve donör bölgede morbidite görülmesi nedeniyle alternatif kemik dolgu maddesi arayışları yoğunlaşmıştır[189]. Gerek otogreft gerekse allogreftlerin olumsuz yönlerinin üstesinden gelmek için, araştırmacılar otojen kemik greftinin özelliklerini taklit edebilecek sentetik kompozit greftler geliştirmeye başlamışlardır[190].

Kullanılan greft materyalleri osteointegrasyon, osteogenezis, osteokondüktif veya osteoindüktif özelliklerin birine veya birden fazlasına sahiptirler. Bunların dışında biyouyumlu, absorbabl, nonimmunojenik, kolay şekil verilebilen ve kolay steril edilebilen özelliklerde olmalıdır[191].

Son zamanlarda ortopedi alanında otojen greftin yerini tutabilecek pek çok yeni ürün piyasaya sürülse de, bunların önemli bir bölümünün yerinde kullanımını destekleyecek yeterli veri ve geniş kapsamlı araştırma bulunmamaktadır[33]. İdeal bir sentetik greft, kemik yapıcı osteojenik hücrelere dönüşerek farklılaşabilecek projenitör (kök) hücreler ve bu hücrelerin yerleşeceği, gelişmesine uygun ortam sağlayacak osteokondüktif matriks yapı ve osteoprojenitör hücreleri etkileyerek kemik oluşturmalarını sağlayacak osteoindüktif proteinler içermelidir[95,164].

Son yıllarda ticari olarak üretilen Hidroksiapatit (HA) ve Kalsiyum fosfat bileşikleri gibi bir çok kemik greft materyali piyasaya sunulmuştur. Ancak bunların kullanımı ve etkinlikleriyle ilgili geniş kapsamlı çalışmalar bulunmamaktadır[33].

2.17. SERAMİK MATRİKSLER

Hidroksiapatit (HA) ve Trikalsiyum fosfat (TKF) gibi kalsiyum fosfat bileşikleri seramik matriksler olarak adlandırılırlar. Kalsiyum sülfat tuzları da bu gruba dahil edilebilir[33,62,192,193].

Seramik matriksler fonksiyonel açıdan hızlı rezorbe olan seramikler, yavaş rezorbe olan seramikler ve enjekte edilebilen seramik çimentolar olmak üzere üç bölüme ayrılır[192,193].

Kemik dolgusu olarak kullanılması tasarlanan biyomalzemelerin, biyouyumluluğunu araştırmak amacıyla klinik öncesi yoğun testler uygulanmaktadır. Sentetik malzemelerin inflamasyon aktivitesi, kendilerinin kompozisyon, boyut ve yüzey özellikleriyle alakalıdır[194]. Hidroksiapatit ve TKF materyal olarak osteokondüktif ve biyouyumlu oldukları ve in vivo olarak uygulanmasının hemen sonrasında inflamatuar yanıt oluşturmazlar. Operasyon sonrası enfeksiyon görülmüş olsa da, bunun HA ile doğrudan ilgisi olduğu kanıtlanamamıştır[195]. Kemiğin seramik içine doğru ilerlemesi sırasında, gözenekli yapının yarık yüzeylerinde strese bağlı olarak mikro kırıklar yarattığı bilinmektedir[196]. Yeni oluşan kırıklar seramiğin osteokondüktif yüzey miktarını arttırmakta, kemik oluşumunun daha fazla HA içine ilerlemesini sağlamakta ve bu bölgelerde HA-kemik arasındaki bağlanmayı arttırarak iyileşmeyi hızlandırmaktadır. Seramik içinde mikro kırıklar şekillenmesi mekanik olarak dayanıksızlık oluşturma yerine, HA ile olan bağ yapısını kuvvetlendirdiğinden, kemik gelişimi için istenen bir özellik olarak nitelendirilmektedir[5].

Sentetik seramik kemik greftleri daha fazla mekanik stabilite sağlar[197]. Bu yüzden seramik greftler, allogreftlere ya da otogreftlere alternatif olabilir[198]. Kalsiyum fosfat seramikleri ve diğer kompozisyonlar (HA ya da TKF) biyouyumludur ve fizikokimyasal olarak konakçı kemiğe bağlanır. Kalsiyum fosfat seramiklerinin kullanımı, oto ya da allogreftlerle karşılaştırıldığında birçok potansiyel avantaj sunar[199]. Yüksek derecede saflık, sınırsız miktarda elde edilme, önceden kestirilebilen osteointegrasyon ve immun reaksiyon oluşturmaması bu avantajlar arasındadır.

Üstelik rezorbe olan kalsiyum fosfat seramiğin kullanımı, kemik formasyonunu daha da hızlandırır[199]. Ancak büyük miktarda kullanıldığı zaman, zayıf mekanik destek sağlaması başlıca dezavantajıdır[198]. Kalsiyum fosfat seramikleri konakçı kemik dokusunda güçlü bir bağ şekillendirir ve kemik büyümesinde bir iskele olarak görev yapar. Endikasyonları; omurga arthrodezi, kistik kemik kavitelerin doldurulması, tibial osteotomiler ve periodontal osseöz defektlerin sağaltımıdır[200,201].

2.17.1. Hızlı Rezorbe Olan Seramikler ve Kalsiyum Tuzları

Kalsiyum fosfat seramiğin en çok kullanılan formu trikalsiyum fosfat (TKF)'tır. Trikalsiyum fosfat implantlar, toz şeklinin naftalin gibi bir taşıyıcı ile sıkıştırılmasıyla üretilir[202-205]. Daha sonra taşıyıcı olarak kullanılan naftalin ortamdan uzaklaştırılır ve TKF'ın %35'ini kapsayan, 100-300 μm boyutlarındaki poröz yapı ortaya çıkar[202-205]. Bu metot ile üretilen TKF implantlar, HA'den 10 ila 20 kat daha hızlı emilir[202-205]. Buna rağmen, yapılan bazı araştırmalar TKF segmentlerinin implantasyondan 10 yıl sonra bile vücutta kaldığını göstermiştir[202-204]. Son zamanlarda gerçekleştirilen çalışmalar, özellikle perkutan uygulamalar için enjekte edilebilir TKF çimento üretimi üzerine yoğunlaşmıştır. Bu çimentolar çeşitli oranlarda TKF, dibazik dikalsiyum fosfat ve tetrakalsiyum fosfat monoksit karışımlarıdır. Uygulama öncesi karıştırılarak kıvamlı bir sıvı elde edilir ve dakikalar içinde sertleşir. En önemli özelliği, sertleşme reaksiyonu sırasında fazla ısı açığa çıkarmamasıdır[95]. Sertleşme süresi 10 dk kadardır[33,206]. Hayvan deneylerinde çimentonun in vivo remodelasyonunun gerçekleşerek, kristal yapının içindeki karbonat yardımıyla konak kemik yapısına dönüştüğü gösterilmiştir. Histolojik olarak incelendiğinde uygulamadan birkaç hafta sonra greft içinde damarsal kanallar görülmüş ve hızlı bir osteoklastik aktivite saptanmıştır. Bunu takiben yeni kemik oluşumu başlar, ancak bu dönüşüm sırasında minimal enflamasyon ve yabancı cisim reaksiyonu şekillenmektedir[33].

Trikalsiyum fosfat, HA'e göre biyolojik olarak daha hızlı parçalandığından, seramik protezlerin osteoindüktif özelliklerini daha da arttırıcı nitelik taşır[5,170,207]. Gözenek yapısının çok küçük olması ve gözenekler arasında bağlantı bulunmaması nedeniyle rezorbsiyon olmadan kemik hücreleri yapının içine ilerleyemez. Bu yüzden granül formundaki TKF daha kullanışlıdır[205]. Kemik dokuda trikalsiyum fosfat varlığı ve kalsiyum fosfat kristallerinin lokal depolanması osteoklastları uyarır. Osteoklastik aktivitenin artması ile osteoblastik aktivite de artacağı için, yeni kemik oluşumu meydana gelir[75]. Kalsiyum fosfatlar iyi biyouyumluluk ve osteointegratif özellikleri nedeniyle ortopedik cerrahide daha fazla kullanılır. Genellikle osseöz dokuyla bağ kurar ve kemik doku formasyonunu genişletir[208].

2.17.2. Yavaş Rezorbe Olan Seramikler

Klasik örneği HA'tir. Doğal ve sentetik HA karşılaştırılmış ve doğal HA'in daha iyi osteokondüktif özellik taşıdığı belirlenmiştir. Sığır kemiklerinden hazırlanmış HA, veteriner HA (VHAP) olarak adlandırılır[209]. Mercan kaynaklı yüksek derecede kristalize HA in vivo olarak stabildir ve yılda %5-10 oranında rezorbe olur[73]. Hayvan ve insanlarda yapılan uygulamalar sonucunda HA poröz implantların fibrovasküler doku ile kaplandığı ve sonra lamellar kemiğe dönüştüğü gözlenmiştir. Oluşan kemik otojen greftlere benzer görünümdedir[194,210]. Hidroksiapatitin osteokondüktif özellikleri, bu implantların kemiğe sıkı yapışmasına da ortam ve olanak sağlar. Ayrıca HA'in lokal büyüme faktörlerine, özellikle kemik morfojenik proteinlerine karşı kuvvetli kimyasal bağlanma eğilimi olduğu Urist tarafından gösterilmiştir[211].

2.17.3. Enjekte Edilebilen Seramik Çimentolar

Seramik çimentolar, alfa-TKF, dibazik dikalsiyum fosfat ve tetrakalsiyum fosfat monoksid karışımlarından oluşur. Maddeler likid macun şeklinde karıştırılır ve ardından belirgin ısı oluşmadan kristalize olarak sertleşir. Bir miktar HA oluşsa da sertleşen çimentonun büyük kısmı saflaşmamış, kolay rezorbe olan kalsiyum fosfat seramik kristalleri içerir ve osteoklastlar tarafından yeniden yapılandırılır[212].

Histolojik olarak implantasyon sonrası vasküler kanalların invazyonu ve birkaç hafta sonra osteoklastik aktivite gözlenir, bunu yeni kemik oluşumu izler[213]. Radius distal uç kırıklarında[214,215], humerus proksimal uç kırıklarında, vertebra kompresyon kırıkları sağaltımında enjekte edilebilen seramik çimentolar kullanılabilir[95].

2.18. MÜREKKEP BALIĞI KEMİĞİNİN YENİ BİR KSENOGREFT MATERYALİ OLARAK KULLANILMA NEDENLERİ

Mürekkep balıkları, kalamarlar ve ahtapotların da içinde bulunduğu Cephalopoda (kafadanbacaklılar) sınıfında yer almaktadır[216]. Cephalopodlar, fosil kayıtlarına göre ilk kez eski cambrian devrinde yaklaşık 60 milyon yıl önce meydana çıkmıştır[217,218]. Ülkemizi çevreleyen denizlerden Güney Marmara, Ege ve Akdeniz kıyılarında olduğu bildirilmiştir[219-222]. Denizlerimizde Sepia officinalis, Sepia orbignyana ve Sepia elegans olmak üzere 3 tür mürekkep balığı bulunmaktadır[223]. Mürekkep balığı kemiğinin (MBK) dış kabuğuna manto adı verilmektedir. Manto uzunlukları genç hayvanlarda 5-8 cm, ergin hayvanlarda 15-25 cm arasında değişmektedir[224-228]. Sepia Officinalis, maksimum manto boyu Türkiye sularında avlanan diğer iki türden (S. Orbignyana ve S. Elegans) daha büyük olduğu için Türkiye mürekkep balığı işlemesinde kullanılan genel bir tür olarak tanımlanmaktadır[222].

Ülkemiz denizlerinden de rahatlıkla elde edilebilen bu deniz canlısının kemiğinde aragonit yapısının belirlenmesi ile kemik grefti olarak kullanılabilirliği araştırılmaya başlanmıştır[229].

Kemik greft materyali olarak birçok biyomateryal araştırılmıştır. Ortopedik, dental ve maksillofasial uygulamalarda, biyouyumluluk, osteokondüktivite ve osteoaktivite özelliklerinden dolayı hidroksiapatit sıklıkla kullanılmaktadır. Hidroksiapatit ya doğal olarak kemikten elde edilir ya da sentetik olarak üretilir. Doğal olarak hayvan kemikleri, deniz kabukluları ve mercanlar gibi materyallerden elde edilmektedir[230]. Bu materyallerden biri olan Mürekkep balığı kemiğinin yapısı, sistematik ve detaylı olarak Burchall ve ark. tarafından tanımlanmıştır[231]. Mürekkep balığı kemiği, dorsal kabuk da denilen kalın bir eksternal duvar ve birçok sütunla ayrılan lamelli bir internal bölge olmak üzere iki kısımdan oluşur. Her bireysel lamel ve sütunun internal matriksi, organik materyalle kaplanmıştır[232,233]. Lameller, S şeklinde ve çapraz dizilmişlerdir[234]. Lamelli yapıların bu şekilde dizilimi, travmaya karşı maksimum direnç sağlamaktadır[235]. Analizler, mürekkep balığı kemiğinin lamella matriksi ve dorsal kalkanının yalnızca aragonitten ($CaCO_3$) meydana geldiğini göstermiştir[229]. Mürekkep balığı kemiğindeki aragonit, standart aragonit yapısından daha yoğundur ve tabaka halindedir. Aragonitin bu yapısı, MBK'nin denizdeki doğal biyomineralizasyonundan kaynaklanmaktadır. İn vitro biyoaktivite testlerinde de, aragonit yapısının mükemmel derecede biyomineralizasyon özelliğe sahip olduğu belirlenmiştir[232].

Hidroksiapatit ve trikalsiyum fosfat gibi seramiklerin kimyasal yapıları, kemiğin mineral fazıyla benzerlik gösterdiği için, implant materyali olarak yıllardır kullanılmaktadır[229,236]. Mürekkep balığı kemiği, HA çatısı için hidrotermal olarak transforme edilebilen, doğal biyolojik orijinli, pahalı olmayan bir kaynak olması nedeniyle araştırıcıların ilgisini çekmiş ve yapılan testler sonucunda, 140-220°C sıcaklıkta, 20-48 saat süreyle MBK aragonit yapısından hidroksiapatiti çıkarabilmek için yapılan hidrotransformasyondan 24 saat sonra, üretilen çatının varlığında osteoblast davranışlarının çok uyumlu olduğu doğrulanmıştır[237,238]. İlk kez 2005 yılında hidrotermal transformasyon yoluyla elde edilen HA çatısı yüksek derecede biyoaktiftir ve önemli avantajlara sahiptir. Bu avantajlar; doğal biyolojik orijinli materyalin dünya çapında kolay elde edilebilmesi ve düşük maliyetli olması, transformasyon için ucuz ve basit cihazların kullanılabilmesi, oda içinde transformasyon için 15 atm'lik düşük basıncın yeterli olması, düşük sıcaklıklarda (200°C) elde edilebilmesi, 1350°C'ye kadar poröz yapısını koruyabilmesi, insan kemiğinde büyüme ve vaskülarizasyon gibi aktiviteler için ideal por büyüklüğüne sahip olması şeklinde sıralanmaktadır[232].

Literatür bilgilerde, genel olarak MBK'nde hidrotransformasyon yoluyla HA elde edildiği ve implant olarak kullanımının sağladığı avantajlar sunulmaktadır. Ancak, Koreli bilim adamlarından oluşan bir grup araştırmacı MBK'nden HA'in yanı sıra TKF da sentezlenebildiğini bildirmişlerdir. Yapılan araştırmada, HA-aragonit oranı 1/1.2, TKF-aragonit oranı 1/1.4 olarak belirlenmiş ve elde edilen TKF'ın ortalama parçacık boyutu 0,5 mikron olarak ölçülmüştür. Bu araştırmada sonuç olarak, MBK'nin TKF seramiği sentezi için yeterli bir materyal olduğu kanısına varılmıştır[236].

Mürekkep balığı kemiğinin % 90'ı porözdür[229]. Poröz materyaller vaskülarizasyon ve sıvı alışverişine izin verdiği için konakçı doku ile fiziksel bağlantıya izin verir. Çeşitli çalışmalar, revaskülarizasyon ve kemik doku büyümesi için por çaplarının 200-500 µm arasında olması gerektiğini göstermiştir[239,240]. Mürekkep balığı kemiği yapısındaki porlar 200-600 μm'dir, kemik doku büyümesi ve vaskülarizasyon gibi biyolojik aktiviteler yönünden greft birleşmesinde ideal olarak adlandırılan büyüklüktedir. Hidroksiapatit yapısı insan kemiğine benzerlik göstermektedir. Yapılan osteoblast testlerinde yüksek biyouyumluluğa sahip olduğu gösterilmiştir[237]. Mürekkep balığı kemiğindeki porlar arasındaki duvarın bütün kemikte aynı kalınlıkta olduğu ve düzgün bir çatı yapısına sahip olduğu belirlenmiştir[239,240]. Ayrıca dünyanın tüm denizlerinden elde edilebilmesi ve maliyetinin ucuz olması da greft elde edilmesi açısından büyük avantaj olarak nitelendirilmektedir[237]. Mürekkep balığı kemiğindeki HA içeriğinde karbonat iyonları kadar, F, Mg, K ve Na gibi diğer mineral iyonları çok yaygın olarak bulunmaktadır[231,241]. Mürekkep balığı kemiğinde kalsiyum karbonat şeklindeki kalsiyum %85[242], insan ve hayvan iskeletindeki kalsiyum oranı %99'dur[243,244]. Mürekkep balığı kemiği mineral kompozisyonu, insan kemiği ile uyumluluk göstermektedir [245]. İnsan ulnası ile mürekkep balığı kemiğinin Na, Mg, K ve Ca mineral konsantrasyonları ölçülerek yapılan karşılaştırmalı bir araştırmada, sonuç olarak MBK mineral konsantrasyonlarının insan kemiği ile benzer olduğu saptanmış ve insanlarda ulna defektlerinde kaynamanın sağlanması için mürekkep balığı kemiğinin greft olarak kullanılabileceği kanısına varılmıştır[245].

Dental implantların, Florapatite (FA) ve MBK'nden elde edilen HA ile kaplanılması ile gerçekleştirilen bir in vitro karşılaştırmalı çalışmada, kullanılan bütün implantların kemik oluşumuna aynı düzeyde etki ettiği ve FA ile HA'in birbirleriyle ve osteoblastlarla yüksek düzeyde uyumluluk gösterdiği için, FA ile HA'in kombine halde implant kaplanmasında kullanılabileceği kanısına varılmıştır[246].

Osteoblastlar, ekstrasellüler kemik matriksinin sentez, sekresyon ve mineralizasyonunu destekleyen hücrelerdir. Bu yüzden kullanılacak materyallerin biyouyumluluk testlerinde osteoblastların uyumluluğu mutlaka değerlendilir. Mürekkep balığı kemiğinin osteoblast uyumluluğu testlerinde çok iyi derecede biyouyumlu olduğu saptanmış ve hidrotransformasyon işleminden sonra 24, 48 ve 72. saatlerde yapılan testlerde, osteoblastların değişikliğe uğramadığı belirlenmiştir[237]. Doğal mercan tozu ve HA tozu osteoblast kültür testlerine tabi tutulduğunda HA içindeki osteoblastların %24 daha fazla canlılık/üreme oranına sahip olduğu gösterilmiştir[247].

Mürekkep balığı kemiğinin kolay elde edilebilir, kolay biçim verilebilir ve osteoindüktif kapasitesinin yüksek olduğu bildirilmiştir. Mürekkep balığı kemik grefti osteokondüksiyon ve osteogenezisi desteklediği için klinik olarak uygulanabilir. Tavşan ve koyunlarda uzun süreli çalışmalarda MBK'nin, mevcut kemik ksenogreftlerine yeni bir alternatif olabileceği bildirilmiştir [245]. Mürekkep Balığı Kemiği üzerine yapılan çalışmalar, daha çok yapısal özellikleri, materyalin işlenebilirliğini içeren in vitro çalışmalardır. Ancak, MBK kullanılarak gerçekleştirilen in vivo çalışma sayısı yok denecek kadar azdır. Mürekkep balığı kemiğinin kemik grefti değerinin saptanması amacıyla tavşanlarda deneysel olarak yapılan bir araştırmada, MBK'nin osteojenik kapasitesi, demineralize kemik matriksi, sığır kansellöz grefti ve trikalsiyum fosfat ile karşılaştırılmıştır. Bu çalışma, greft uygulamasını takiben postoperatif dönem dört hafta süresince klinik, radyolojik, sintigrafik değerlendirme ve bu süre sonunda sakrifiye edilen deneklerde histolojik inceleme sonuçlarını kapsamaktadır. Postoperatif dönemde klinik olarak ksenogreft uygulanan gruplardaki hiçbir denekte red reaksiyonu görülmediği, radyolojik olarak tüm gruplarda birbirine benzer şekilde kallus formasyonu oluştuğu, sintigrafik değerlendirmelerde elde edilen greft ve çevre doku bulgularının tüm gruplarda birbiriyle uyumlu olduğu, Ohgushi skorlama sistemine göre yapılan histolojik ve radyolojik skorlama sonucunda, MBK'nin sığır kansellöz greftinden sonra ikinci sırada bulunduğu saptanan bu araştırmada; MBK'nin dikkate değer bir osteojenik kapasitesi bulunduğu, rutinde kullanılan diğer kemik greftleri ile rekabet edebilecek kadar osteokondüksiyon ve osteogenezis özelliklerine sahip olduğu ve ortopedik uygulamalarda alternatif bir greft materyali olarak düşünülebileceği sonucuna varılmıştır[49].

2.19. ANTİOKSİDAN ENZİMLER

Oksidatif stresi oluşturan serbest radikaller orbitallerinde bir veya daha fazla eşleşmemiş elektron içeren atom veya moleküllerdir. Serbest radikaller için birçok tanım yapılmasına rağmen kabul edilen genel tanım; bir serbest radikalin moleküler ya da atomik yörüngesinde bulunan ve genelde çok reaktif olan çiftleşmemiş elektron bulunduran bir kimyasal ürün olduğu şeklindedir[248].

Reaktif oksijen türlerinin oluşumunu ve bunların meydana getirdiği yıkımlanmayı önlemek için birçok savunma mekanizmaları vardır. Bu mekanizmalar "antioksidan savunma sistemleri" veya kısaca "antioksidanlar" olarak bilinirler. Organizmalarda reaktif oksijen radikallerinin üretimi ve yıkılması arasında sürekli bir denge vardır. Bu dengenin reaktif oksijen radikalleri lehine kayması oksidatif stresi artırırken pek çok hastalığın ortaya çıkmasına neden olur[249].

Orbitallerinde iki eşleşmemiş elektrona sahip olması nedeniyle, biyolojik sistemlerdeki en büyük radikal kaynağı oksijendir. Bu özelliği nedeniyle oksijen diğer serbest radikallerle kolayca reaksiyona girerken, radikal olmayan maddelerle daha yavaş reaksiyona girmektedir. Oksijen atomu orbitallerindeki elektronların farklı dizilimi, süperoksit ve peroksit gibi radikallerin oluşumuna neden olur. Serbest oksijen radikali oluşumunun anahtar maddeleri arasında oksijenin kendisi, süperoksit, hidrojen peroksit, geçiş metal iyonları ve hidroksil radikalleri de yer almaktadır. Oksijenli (aerobik) solunum yapan canlılar, dışardan aldıkları besin maddelerini oksijeni kullanarak enerjiye çevirirler. Dolayısıyla aerobik solunum yapan canlılar, serbest radikallerin en fazla oluştuğu canlı grubudur ve serbest radikallerin etkilerine daha fazla maruz kalırlar[250].

2.19.1. Serbest Radikal Çeşitleri

Oksijen molekülünün içerdiği iki serbest elektrondan bir tanesinin dışarıdan bir elektron alarak indirgenmesi sonucu süperoksit radikali oluşur. Süperoksit radikali ($O_2^{\cdot-}$) hemen hemen bütün aerobik hücrelerde bulunmaktadır. Süperoksit radikali eozinofil, monosit, makrofaj ve nötrofil gibi fagositik hücreler tarafından da üretilmekte böylece radikal oluşumunun arttığı bilinmektedir[250]. Süperoksit radikali süperoksit dismutaz enzimi ile hızlı bir şekilde hidrojen peroksite (H_2O_2) çevrilir[251]. Hidrojen peroksit serbest bir radikal olmadığı halde, demir ve bakır gibi geçiş metalleri varlığında süperoksit ile reaksiyona girerek en reaktif ve en zarar verici serbest oksijen radikali olan hidroksil radikalini oluşturabilir[252]. Hidroksil radikali özellikle biyolojik moleküller üzerine saldıran ve oluştuğu yerde büyük hasarlara neden olan, oldukça hareketli bir oksidandır[253]. Lipid peroksidasyonunu artırması en iyi tanımlanmış biyolojik hasardır. Bu durum hidroksil radikallerinin membrana yakın bir yerde üretilmesi ve membran fosfolipid zincirinin yağ asidi tabakasına atak yapması ile meydana gelir[253].

2.19.2. Serbest Radikal Kaynakları

Serbest radikaller, organizmanın metabolik faaliyetlerini devam ettirmesi için gerekli olan reaksiyonların sonunda oluşabildiği gibi, stres ve radyasyon gibi çevresel faktörlerin etkisiyle de oluşmaktadır. Bu nedenle serbest radikal kaynakları endojen ve eksojen olmak üzere ikiye ayrılır. İlaç oksidasyonları, radyasyon, güneş ışığı, sigara dumanı, egzos gazları, alışkanlık yapan maddeler ve stres eksojen serbest radikal kaynaklarıdır. Küçük moleküllerin otooksidasyonu[254,255] enzimler ve proteinler[256] endojen serbest radikal kaynaklarıdır.

2.19.3. Serbest Radikallerin Etkileri

Serbest radikaller etkilerini canlı hücreler için özellikle yaşamsal öneme sahip olan DNA, yağlar, proteinler ve karbonhidratlar üzerinde gösterirler. Oksijenli solunum sonucunda mitokondride meydana gelen serbest radikallerin, DNA'ya zarar vererek yapısal ve metabolik çeşitli hastalıkların oluşmasına neden olduğu düşünülmektedir[257]. Radikallerin en belirgin etkileri, yağ asitleri üzerine etki ederek lipid peroksidasyonunu (LPO) başlatmalarıdır. Lipid peroksidasyonu ile meydana gelen membran hasarı geri dönüşümsüzdür[258,259]. Ayrıca lipid hidroperoksitlerinin, geçiş metalleri katalizörlüğünde yıkımlanması ile çoğu zararlı olan aldehitler oluşur. Lipid peroksidasyonu sonucunda ortaya çıkan çeşitli aldehitlerden en iyi bilinenleri malondialdehit (MDA) ve 4-hidroksinonenal (HNE)'dir. Bu sayede MDA ölçümü ile LPO'nun değerlendirilmesi yapılabilmektedir[248,260-262]. Proteinler, lipitlere göre serbest radikallerden daha az etkilenirler. Proteinlerin radikaller ile reaksiyona girmesiyle, karbon merkezli radikaller ve sülfür radikalleri meydana gelir. Serbest radikallerin oluşturduğu hasar sonucunda proteinlerde parçalanma, çapraz bağlanmalar ve proteinlerin agregasyonu meydana gelebilir. Birçok biyokimyasal yapının ve özellikle enzimlerin yapısında bulunan proteinlerin hasar görmesi sonucu hücrenin normal fonksiyonlarında bozukluklar ve enzim aktivitelerinde aksaklılar oluşur[263]. Lipid peroksidasyonu sonucu oluşan melanoaldehit (MDA)'in nadirde olsa DNA'da mutasyona sebep olduğu, beslenme ve yaşam şekli gibi faktörlerle bir araya gelerek kanser ve genetik bazı hastalıklara neden olduğu düşünülmektedir[264,265]. Hidroksil radikali, deoksiriboz ve bazlarla kolayca reaksiyona girer ve değişikliklere yol açar. Eğer hidroksil radikali DNA'nın yakınında meydana gelirse mutasyonlara neden olabilir[266,267]. Reaktif oksijen türleri, DNA'nın oksidatif hasarı sonucu karsinogenesis ve çeşitli hastalıklara neden olabilir[268].

2.20. ANTİOKSİDAN SAVUNMA SİSTEMLERİ

Canlılar, serbest radikallerin zararlı etkilerini engellemek için, hem hücre içerisinde hem de hücre membranında bir çok koruyucu sisteme sahiptir. Radikal üretimini engellemek ve oluşan radikallerin zararlı etkilerini ortadan kaldırmak için geliştirilen bu sisteme, antioksidan savunma sistemi veya kısaca antioksidanlar denilmektedir.

Süperoksit radikallerinin dismutasyonunu katalizleyen süperoksit dismutaz (SOD) enzimi ilk olarak inek eritrositlerinden saflaştırılmış ve daha sonraki çalışmalarda insan eritrositlerinde de tespit edilmiştir. Hemen hemen bütün canlılarda bulunan ve süperoksit gibi oldukça saldırgan bir radikalin etkisini ortadan kaldıran SOD'ın canlılarda önemli roller üstlendiği ve yaşamsal etkiye sahip olduğu bildirilmektedir[269-271]. Diğer bir antioksidan enzim olan katalazın en önemli görevi hidrojen peroksiti moleküler oksijen ve suya katalizlemektir[269,271,272]. Kan, kemik iliği, müköz membranlar, karaciğer ve böbreklerde yüksek miktarda bulunmaktadır[273,274]. Glutatyon S-transferaz (GST) E. coli'den insana kadar çok çeşitli türlerden saflaştırılabilirken en çok rat karaciğerinden saflaştırılmıştır[275]. Glutatyon redüktazın görevi yükseltgenmiş glutatyonu (GSSG) indirgenmiş (GSH) hale çevirmektir. Nötrofil granüllerde bol miktarda bulunan Miyeloperoksidaz (MPx) enzimi H_2O_2'ten hipoklorik asit oluşturmak üzere etki eder[276,277]. Glutatyon (GSH), birçok hücrede bulunur[278]. Çalışmalar, oksidatif strese maruz kalan hayvanlarda GSH aktivitesinde artış olduğunu göstermiştir[279,280].

Çevresel faktörler, vücuda alınan çeşitli kimyasal bileşikler, çeşitli enfeksiyonlar ve doku travmaları canlı vücudunda radikallerin yapımında artışa neden olurlar[281]. İskelet kasları karaciğer ve kalp gibi organlardan daha fazla oksidatif strese maruz kalırlar[282,283]. Doku hasarına neden olan reaktif oksijen türlerinin üretimi, oksidatif strese yol açan oksidatif olaylar zinciri olarak adlandırılır. Kemik dokuda oluşan kırık sonrası oksidatif stres artmaktadır[284-286]. Kallus oluşumu aşamasında lokal olarak fibroblastlar gibi enflamatuar hücreler ve vaskülarizasyon artışı, oksidatif hasara neden olan serbest oksijen radikallerinin üretimini yükseltmektedir[287-289]. Kırık oluşumundan sonra, kan akımının artmasıyla bölgede biriken nötrofil ve polimorf nükleer lökositlerden salınan enzimler, reaktif oksijen metabolitlerini arttırarak doku hasarına neden olurlar[288,290]. Oluşan serbest oksijen radikalleri sadece yumuşak doku yıkımlanmasına değil, aynı zamanda kırık iyileşmesi üzerine de olumsuz etki yapmaktadır[289]. Serbest radikaller özellikle kırık oluşumunu takip eden 2 ve 3. haftalarda artmaktadırlar[288].

Yapılan çalışmada deneysel olarak oluşturulan kemik defektlerinin doldurulması için rutinde kullanılan DKM, TKF, SKG ve yeni bir ksenogreft materyali olan MBK kullanıldı. Postoperatif iyileşme sürecinde klinik muayeneler sırasında solunum, nabız sayısı ve beden sıcaklığı gibi sürekli değişkenler kaydedildi. Postoperatif dönem 24 hafta boyunca sürdürülen bu çalışmada, tüm gruplarda yumuşak dokuda şekillenebilecek oksidatif stres düzeyleri biyokimyasal olarak ölçüldü. Elde edilen klinik, biyokimyasal, radyolojik ve histopatolojik bulgular eşliğinde kemik greftlerinin uzun dönemde kemik iyileşmesi üzerine olan etkilerinin belirlenmesi amaçlandı.

3. GEREÇ VE YÖNTEM

3.1. Gereç

Çalışma, Atatürk Üniversitesi Hayvan Deneyleri Yerel Etik Kurulu (HADYEK) tarafından onaylanan 26 Aralık 2008 tarihli ve 88 nolu deneysel dizayn protokolü çerçevesinde gerçekleştirildi. Çalışmanın hayvan gerecini Atatürk Üniversitesi Tıbbi Deneysel Uygulama ve Araştırma Merkezinden elde edilen 1 yaşlı, 105 erkek Yeni Zellanda tavşanı oluşturdu.

Radius proksimal metafizinde defekt oluşturmak için diş frezi (Pegasus Class A, RPM 25000, Türkiye) ve frez ucu (Leppestr. 62, 51766, Almanya) kullanıldı.

Radyografik incelemeler için, 100 kV 500 mA gücünde sabit röntgen cihazından (Meditronics 3L 103, Japonya) yararlanıldı (Şekil 1).

Röntgen filmleri, otomatik röntgen banyo cihazında (Konica Minolta SRX-101A, Tayvan) banyo edildi (Şekil 2).

Histolojik incelemeler için (Nikon Eclipse 50 I, Japonya) kamera ataçmanlı ışık Trinoküler mikroskobu kullanıldı.

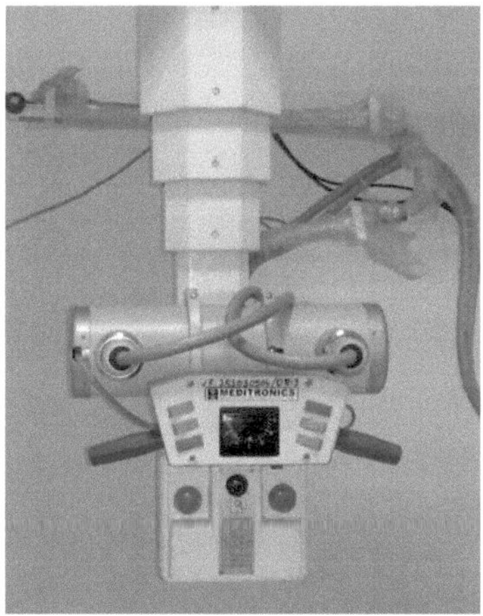

Şekil 1: Çalışmada kullanılan röntgen cihazı.

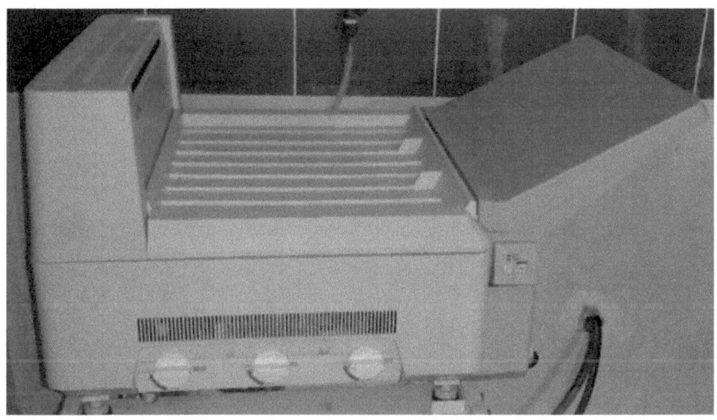

Şekil 2: Çalışmada kullanılan otomatik röntgen banyo cihazı.

3.2. Yöntem

Çalışmanın gerecini oluşturan 105 tavşan, her grupta 21 tavşan olmak üzere 5 ayrı gruba ayrıldı. Beş gruptaki tavşanlar 1. 2. 3. 4. 6. 12. ve 24. haftalık alt gruplara ayrıldı. Böylece her alt grup, 5 mm çapta defekt oluşturulan 6 radius proksimal metafizi bulunan 3'er denekten oluştu. Gruplara ayrılan deneklerin her iki radius proksimal metafiz bölümü operatif olarak açığa çıkarıldı ve frez ile 5 mm çapında, tüm unikortikal katı geçen ortalama 3 mm derinliğinde defekt oluşturuldu. Oluşturulan defektler, gruplara göre mürekkep balığı kemiği (MBK), demineralize kemik matriksi (DKM), trikalsiyum fosfat (TKF) ve sığır kansellöz greft (SKG) ile dolduruldu. Son gruptaki tavşanlarda oluşturulan 5 mm çaplı unikortikal defektlere herhangi bir greft uygulaması yapılmadı ve kontrol grubu olarak değerlendirildi.

Greft materyallerinin uygulanmasını takiben postoperatif 1. 2. 3. 4. 6. 12. ve 24. haftalarda, denekler klinik olarak incelendikten sonra, yüksek dozda sedatif-anestezik madde kokteyli (8 mg/kg Xylazine HCl, 30 mg/kg Ketamine HCl) İV yolla hızlı enjeksiyon yapılarak sakrifiye edildi. Radyografik görüntülerinin alınmasından sonra, 6 greft uygulanmış örneği kapsayan her gruptan 3'er deneğin defekt oluşturulan bölgelerinden kemik örnekleri alındı. Örnekler histolojik inceleme için %10'luk formaldehit solüsyonu içinde saklandı. Biyokimyasal analizler için, her denekten greft uygulanan bölge merkez olarak kabul edilip, defektli alanın hemen üzerindeki kas dokusundan 5'er gr alındı. Alınan örnekler -196°C'lik sıvı azot ile mermer bir havan içinde dövülerek toz hale getirildi ve -80°C lik (Sanyo MDF-U4086S, Japonya) derin dondurucuda saklandı.

3.2.1. Anestezi Protokolü

Tüm tavşanlar, 8 mg/kg Xylazine HCl (Rompun %2, Bayer®, Türkiye), 30 mg/kg ketamin HCl (Ketasol %10, İnterhas®, Avusturya) İM enjeksiyonu ile genel anesteziye alındı.

3.2.2.Operasyon Prosedürü

Olguların klinik muayenelerini takiben, %7,5'lik povidon iyodin solüsyonu (Poviiodeks Scrup %7,5, Kimpa®, Türkiye) kullanılarak, kubiti ekleminin proksimalinden karpal eklem distaline kadar, sağ ve sol ekstremitelerin tıraşı gerçekleştirildi (Şekil 3). Tıraşı takiben, temizlik amacıyla tavşanların ön ekstremitelerinde gerçekleştirilecek ensizyon hattı merkez kabul edilerek, tıraş edilen alanın dışına doğru, %50 sulandırılmış povidon iyodin poli iyot kompleksi antiseptiğe (Poviiodeks antiseptik %10, Kimpa®, Türkiye) batırılmış steril gazlı bezle povidone iode solusyonu uygulandıktan bir dakika sonra, oluşan köpükler kuru ve steril gazlı bezle uzaklaştırıldı. Bu işlem beş kez tekrarlandı ve en son uygulamadan sonra, bütün bölgeye steril gazlı bezle %10'luk povidon iyodin poli iyot kompleksi antiseptik (Poviiodeks antiseptik %10, Kimpa®, Türkiye) sürüldü. Antiseptiğin kuruması için 3 dk beklendikten sonra bölge %70'lık etanol ile spreylendi ve operasyon bölgesi steril serviyetlerle sınırlandırıldı. Standart operasyon hazırlığı tamamlanan tüm deneklerde, sağ ve sol radius kemiklerinin proksimal metafiz bölgelerine 1-2 cm deri ensizyonu yapıldı. Bölgedeki m. ext. dig. communis ve m. ext. carpi radialis kasları retrakte edilip, frez ile 5 mm çapında defekt oluşturmak amacıyla, radiusun proksimal metafiz kısmı açığa çıkarıldı (Şekil 4). Kemik defekti oluşturulurken, frezin düşük devirde dönmesi sağlandı, olası kemik nekrozunu önlemek için, bölgeye ameliyathane sıcaklığındaki steril %0,9 serum fizyolojik (İzo-Fleks®, Eczacıbaşı-Baxter, Türkiye) damlatıldı (Şekil 5). Periosteal elevatör kullanılarak periosteumun kaldırılmasından sonra 5 mm çaplı standart diş frezleri ile her iki radius kemiği proksimal metafiz bölgelerinde kortikal katın tamamını perfore ederek ortalama 3 mm derinlikte unikortikal defektler oluşturuldu (Şekil 6). Deneysel olarak oluşturulan defektler, 1. Grupta MBK (n=21), 2. Grupta DKM (n=21), 3. Grupta TKF (n=21), ve 4. Grupta SKG (n=21) ksenogreftleri ile dolduruldu. Beşinci grupta (n=21) 5 mm çaplı unikortikal defekt oluşturulduktan sonra, hiçbir kemik grefti uygulanmadı ve bu grup, kontrol grubu olarak değerlendirildi.

Tüm gruplarda defekt oluşturulan bölgeye olası kontaminasyonlara karşı 0,5 ml geniş spektrumlu bir antibiyotik (Rifocin® 125 mg amp. Sanofi-Aventis, Türkiye) lokal olarak uygulandıktan sonra kas (4/0 coated vicryl, Ethicon, ABD) ve deri dikişleri (2/0 mersilk, Ethicon, ABD) ile operasyon yarası kapatıldı. Bölgeye sadece koruyucu amaçla hipofiks, pamuk, sargı bezi ve flasterden oluşan bir bandaj uygulandı (bandajlar 2 günde bir değiştirildi) ve denekler bireysel kafeslere yerleştirilerek postoperatif olarak izlendi.

Tüm gruplardaki deneklere postoperatif dönemde beş gün süreyle 20 mg/kg İM sefazolin (İespor® 1 gr İM/İV, İ.E. Ulugay, Türkiye) ile antibiyoterapi ve analjezi için, üç gün süreyle 1.15 mg/kg İM flunixin meglumin (Fluvil Flakon®, Vilsan, Türkiye) yapıldı. Deri dikişleri postoperatif 7. günde alınan denekler, operasyon öncesi ve operasyon sonrası tüm aşamalarda ad libitum olarak beslendi, yem ya da sularına herhangi vitamin, mineral katkısı eklenmedi.

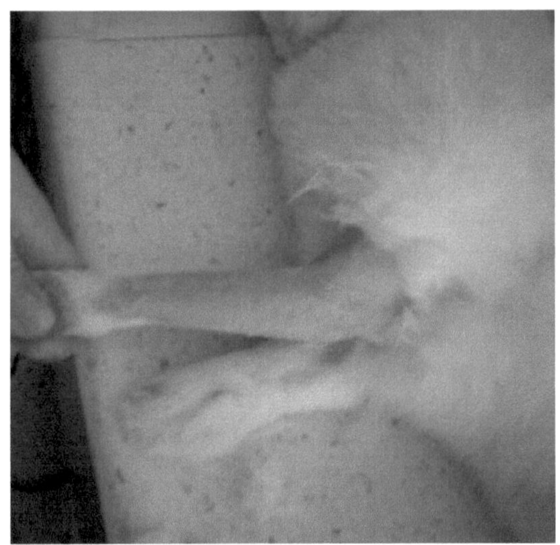

Şekil 3: Deneklerin preoperatif olarak tıraş edilmiş görüntüsü.

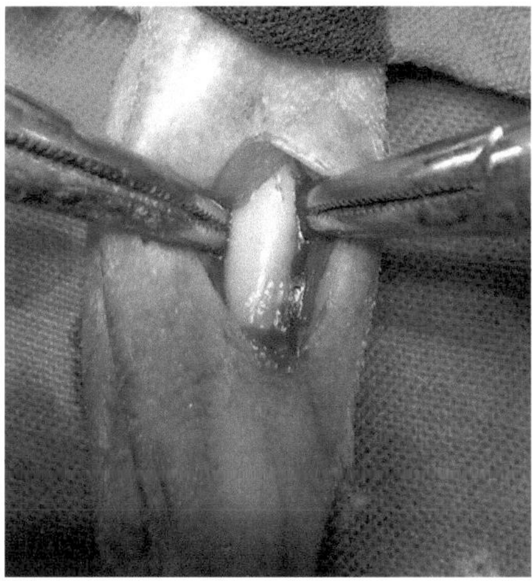

Şekil 4: Radiusun proksimal metafiz kısmının açığa çıkarılması.

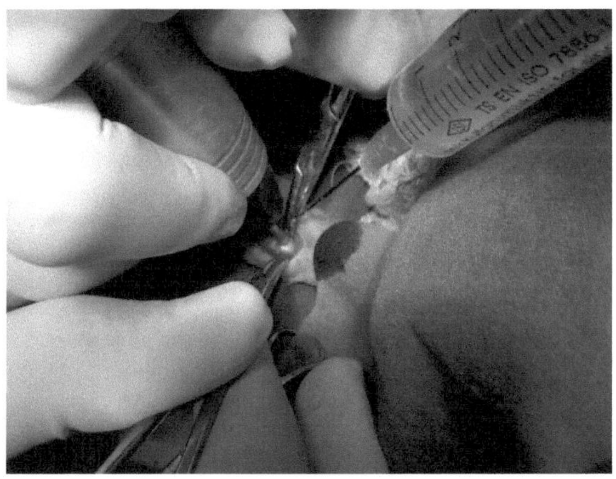

Şekil 5: Frez ile defekt oluştururken serum fizyolojik uygulaması.

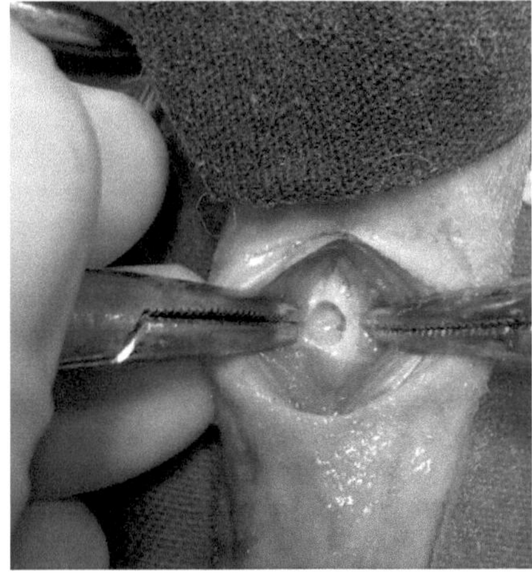

Şekil 6: Radiusun proksimal metafiz kısmında oluşturulan unikortikal defekt.

3.2.3. Greft Uygulanması

Radiusun proksimal metafiz kısmında oluşturulan 5 mm çaplı defektleri doldurmak için MBK, DKM, TKF ve SKG kullanılarak dört ayrı greft grubu elde edildi. Uygulama öncesinde kemik greftleri 0.1 gr Vankomicin (Vancomycin HCL 1gr, Hospira, ABD) toz ile karıştırıldı.

3.2.3.1. Mürekkep Balığı Kemiği (MBK) Grubu

Mürekkep balığı kemiği grefti için ülkemiz denizlerinden elde edilen ve pet shoplarda, kanatlılar için kalsiyum deposu, gaga törpülenmesi gibi amaçlarla satılan mürekkep balığı kemiği (Vitaking Gaga Taşı®, Yalçın Akvaryum, Ankara-Türkiye) kullanıldı (Şekil 7). Mürekkep balığı kemiği bistüri yardımı ile küçük parçalara ayrılıp, ambalajlandı. Atatürk Üniversitesi Tıp Fakültesi ameliyathaneleri sterilizasyon ünitesinde, etilen oksitle (55°C, 4 saat, %40 nem, 12 saat yayılım süresi) sterilize edilip (Şekil 8) oluşturulan 5 mm çaplı defektlere uygulandı (Şekil 9).

3.2.3.2. Demineralize Kemik Matriksi (DKM) Grubu

Her iki radiusun proksimal metafizine oluşturulan 5 mm çaplı defektler, macun formundaki DKM (UltraFill DBM Putty, ABD) ile dolduruldu.

3.2.3.3. Trikalsiyum Fosfat (TKF) Grubu

Oluşturulan 5 mm çaplı defektlere TKF (Bi-Ostetic™, ABD), steril serum fizyolojik ile rehidrate edilerek uygulandı.

3.2.3.4. Sığır Kansellöz Greft (SKG) Grubu

Bu gruptaki tavşanların radiusunun proksimal metafizlerinde oluşturulan 5 mm çaplı defektlere SKG (LifeTEK, OrthoBiologics, ABD) steril serum fizyolojik ile rehidrate edildikten sonra uygulandı.

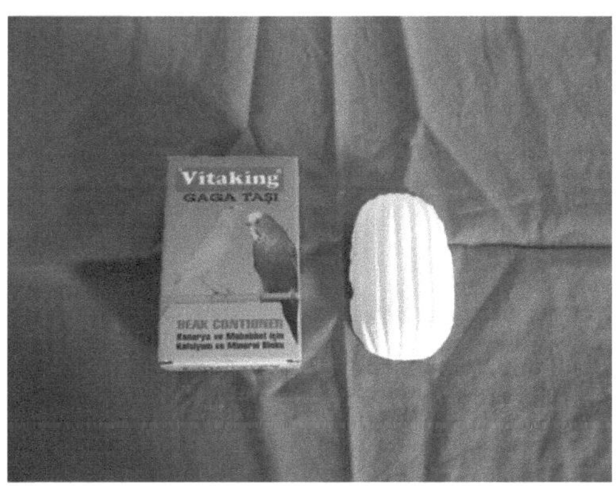

Şekil 7: Pet shoptan satın alınan gaga taşı (Mürekkep Balığı Kemiği).

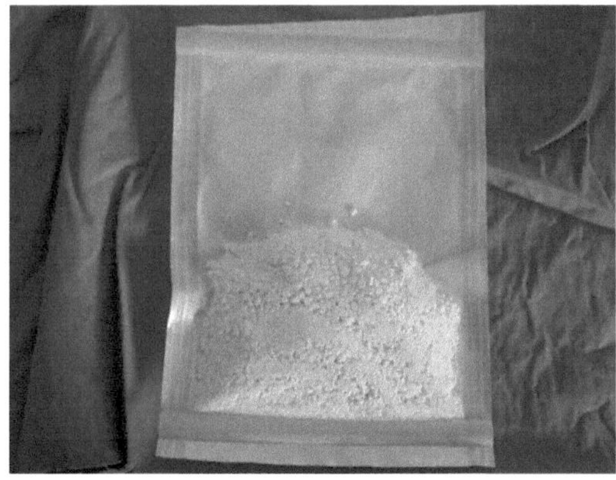

Şekil 8: Küçük parçalara ayrıldıktan sonra paketlenerek etilen oksitle sterilize edilmiş mürekkep balığı kemiğinin görüntüsü.

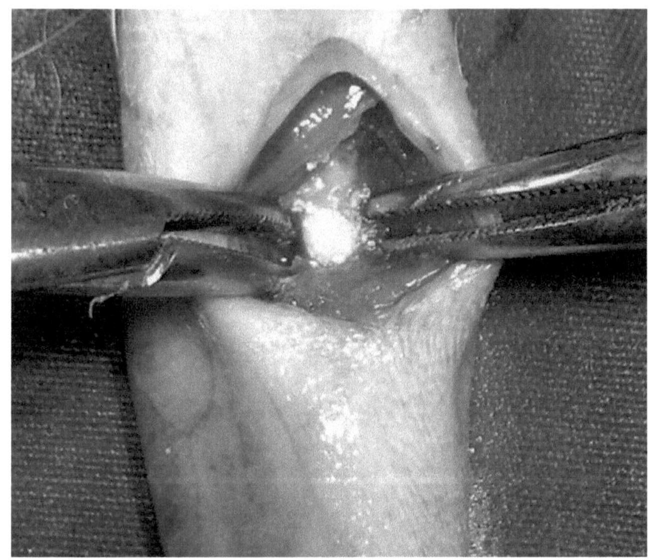

Şekil 9: Oluşturulan 5 mm çaplı unikortikal defekte MBK grefti uygulanması.

3.2.4. Klinik Değerlendirme

Operasyona alınan deneklerin tümünde kemik ksenogreftlerinin uygulanmasından sonra görülebilecek red reaksiyonunun belirtilerini tanımlayabilmek için, genel durum bulgularının saptanması amacıyla preoperatif dönemde ve postoperatif dönem 7. güne kadar, günlük olarak beden sıcaklığı, kalp atım sayısı ve solunum sayıları ölçüldü. Tüm gruplardaki deneklerde, sakrifikasyon öncesi 2. 3. 4. 6. 12. ve 24. haftalarda aynı ölçümler gerçekleştirildi.

Tüm gruplarda postoperatif dönem ilk hafta süresince uygulanan bandajlar iki günde bir açıldı, dikiş hattı ve çevresi, dikiş hattında kızarıklık, ödem, eksudasyon ve yara kenarlarının açıklığı yönünden operasyon yarasının lokal muayenesi yapıldı. Tüm gruplardaki deneklerin postoperatif 7. günde genel ve lokal klinik muayeneleri yapılıp dikişleri alındıktan sonra bandaj uygulaması yapılmadı.

3.2.5. Radyolojik Değerlendirme

Denekler postoperatif 1. 2. 3. 4. 6. 12. ve 24. haftalarda, yüksek dozda anestezik madde (8 mg/kg Xylazine HCl 30 mg/kg ketamin HCl İV. yolla hızlı enjeksiyon) uygulanarak sakrifiye edildikten sonra, greft materyalinin uygulandığı radius kemiklerinin A/P ve M/L pozisyonlarda (52 mA, 0.6 mAs dozda) radyografileri alındı. Alınan grafiler, Modifiye Lane ve Sandhu[59] skorlama sistemine göre değerlendirildi (Tablo 2).

Tablo 2: Modifiye Lane ve Sandhu skorlama sistemi

Kallus oluşumu		Birleşme (proksimal ve distal)		Yeniden yapılanma	
Kallus oluşumu yok	**0**	Birleşme yok	**0**	Var	**2**
Defektin %25'ini dolduran kallus oluşumu	**1**	Muhtemel birleşme	**1**		
Defektin %50'sini dolduran kallus oluşumu	**2**	Radyografik birleşme	**2**		
Defektin %75'ini dolduran kallus oluşumu	**3**				
Defektin %100'ünü dolduran kallus oluşumu	**4**				

3.2.6. Biyokimyasal Değerlendirme

1. 2. 3. 4. 6. 12. ve 24. haftalarda sakrifiye edilen deneklerde, greft uygulanan bölgenin hemen üzerindeki kas dokudan 5 gr ağırlığında örnekler alındı ve biyokimyasal incelemeler için -80°C'de saklandı. Kas dokuları mermer bir havan içinde sıvı azot ile öğütülerek toz haline getirildi. Tartılan örnekler, üzerlerine her parametre için farklı tampon çözeltiden 4,5 ml ilave edilerek 1/10 oranında seyreltildi. Dokuların enzim aktivitelerini ölçmek için üç gün içerisinde doku homojenatları hazırlandı ve doku homojenatlarından elde edilen süpernatantlarda, Katalaz (CAT), Süperoksit dismutaz (SOD), Miyeloperoksidaz (MPx), Glutatyon reduktaz (GR), Total glutatyon düzeyi (GSH), Glutatyon S-transferaz (GST) ve Lipit peroksidasyon düzeyi (LPO) ölçüldü. Tüm ölçümler oda sıcaklığında gerçekleştirildi.

3.2.6.1. Doku Homojenatlarının İçerikleri

Doku homojenatlarının hazırlanmasında kullanılan fosfat tamponu çözeltilerinin bileşimi birbirinden farklı ve yapılan enzimatik parametreye uygun olarak hazırlandı. LPO Homojenat Tamponu; %10 KCI, GSH Homojenat tamponu 50 mM, pH 7.4, Tris - HCI, SOD Homojenat Tamponu; 50 mM, pH 7.8, 10 mM EDTA içeren Fosfat Tamponu, CAT Homojenat Tamponu; 50 mM, pH 7.8, %1 Triton X-100 içeren Fosfat Tamponu, GST Homojenat Tamponu; 50 mM, pH 7.8,

10 mM EDTA içeren Fosfat Tamponu, GR Homojenat Tamponu; 50 mM, K-Fosfat Tamponu, pH 7.8, MPx Homojenat Tamponu; 50 mM, pH 6.0, %0.5 HTAB (MA, 364.5-hexadecy three methyl ammonium bromide) içeren Fosfat Tamponu şeklinde hazırlanarak kullanıldı.

Bu homojenatlar homojenizatörde 10 dakika süreyle buz üzerinde homojenize edildi. Homojenatlar bir süzgeç kağıdından süzüldükten sonra, soğutmalı santrifüj kullanılarak her enzim için literatürlerde belirtilen hızlarda 4°C'de santrifüj edildi ve hazırlanan bu süpernatantlarda biyokimyasal ölçümler gerçekleştirildi[269,291-293].

3.2.6.2. Parametrelerin Ölçüm Prensipleri

3.2.6.2.1 Lipid Peroksidasyon (LPO) Miktarı Ölçümü

Lipit peroksidasyon ölçümü, Ohkawa ve arkadaşlarının[294] metoduna göre yapıldı. 0,5 gr kas dokusu üzerine 4,5 ml %10 KCl ilave edilerek homojenize edildi. Homojenatlar, 5000 devir 4°C'ta 20 dakika santrifüj edildi ve bu süpernatantlar, LPO miktarının belirlenmesinde kullanıldı. Kapaklı deney tüpleri içerisine 250 µl homojenat, 100 µl %8 sodium lauril sulfat (SLS), 750 µl %20 asetik asit, 750 µl %0,08 TBA ve 150 µl distile su pipetlenerek vortekslendi. Karışım 100°C'ta 60 dakika inkubasyona bırakıldıktan sonra üzerine 2,5 ml n-bütanol ilave edildi ve ölçüm alındı.

3.2.6.2.2. Total Glutatyon (GSH) Miktarı Ölçümü

Bu parametrenin ölçümü Sedlak ve Lindsay'in[295] geliştirdiği yöntem esas alınarak gerçekleştirildi. 0,5 gr doku üzerine 4,5 ml 50 mM Tris-HCl (pH 7,4) ilave edilerek homojenize edildi. Homojenatlar, 12.000 devirde 4°C'de 10 dakika santrifüj edildi ve süpernatantlar GSH miktarının belirlenmesinde kullanıldı. Kapaklı deney tüpleri içerisine 1500 µl ölçüm tamponu (0,2 mM EDTA içeren 200 mM Tris-HCl, pH = 8,2), 500 µl süpernatant, 100 µl DTNB ve 7900 µl metanol pipetlenerek vortekslendi. Karışım 37°C'ta 30 dakika inkubasyona bırakıldı ve sonra ölçümleri alındı.

3.2.6.2.3. Süperoksit Dismutaz (SOD) Aktivitesinin Ölçümü

Süperoksit dismutaz aktivitesi Sun ve arkadaşları[296] tarafından tarif edilen yönteme göre ölçüldü. 0,5 gr ağırlığındaki kas dokuları homojenize edildikten sonra 18.000 devirde 1 saat santrifüj edildi. Cam bir spektrofotometre küvetine 2450 µl ölçüm karışımı (0,3 mM ksantin, 0,6 mM EDTA, 150 µM NBT, 0,4 M Na_2CO_3, 1,2 g/L BSA), 500 µl supernatant, 50 µl ksantin oksidaz eklendikten sonra karıştırılarak yaklaşık 20 dakika inkubasyona bırakıldı ve 100 µl 0,8 mM $CuCl_2$ ilave edilerek reaksiyon sonlandırıldı.

3.2.6.2.4. Katalaz (CAT) Aktivitesinin Ölçümü

Katalaz aktivitesi Aebi'nin[297] belirttiği kurallar uygulanarak ölçüldü. 0,5 gr doku alınarak üzerine 4,5 ml 50 mM K-fosfat tamponu (pH 7,8) ilave edilerek homojenize edildi. Oluşan homojenat 18.000 devirde 4°C'ta 60 dakika santrifüj edilerek süpernatantlar katalaz aktivitesi ölçümünde enzim kaynağı olarak kullanıldı. Kuvartz spektrofotometre küveti içerisine son konsantrasyonu 20 mM olacak şekilde H_2O_2 çözeltisinden 1,5 ml konularak numune çözeltisinden 1,5 ml ilave edildiği anda kronometre çalıştırıldı. Kuvartz küvet alt üst etme sonrası spektrofotometrede 240 nm dalga boyunda 15 saniye aralıkla 3 dakika süreyle ölçülerek absorban azalması kaydedildi.

3.2.6.2.5. Glutatyon S-transferaz (GST) Aktivitesinin Ölçümü

Kas dokusundan elde edilen homojenatların GST aktiviteleri Habig ve Jakoby[298] tarafından belirtilen prosedür doğrultusunda belirlendi. Son konsantrasyonları: 0,1 M KH_2PO_4 tamponu (pH 6,5), 1 mM CDNB ve 1 mM glutatyon olacak şekilde reaktifler 3 ml'lik kuvartz küvete pipetlendi. Küvet altüst edilerek absorbanlar 3 dakika boyunca ve 15 saniyede bir kaydedildi. 3 dakikalık zaman aralığındaki absorban değişiminin lineer olduğu kısımdan dakika başına absorban değişimi tespit edildi.

3.2.6.2.6. Glutatyon Redüktaz (GR) Aktivitesinin Ölçümü

Bu parametre Carlberg'in[299] yönteminde tarif edildiği şekilde ölçüldü. 0.5 gr doku alınarak üzerine 5 ml 50 mM K-fosfat tamponu (pH 7,8) ilave edilerek homojenize edildi. Oluşan homojenat 20.000 devirde 4°C'de 20 dakika santrifüj edildi. Çökelek uzaklaştırıldı ve süpernatantlar GR aktivitesi ölçümünde kullanıldı. 1,5 ml ölçüm tamponu, 1,2 ml homojenat, 0,15 ml NADPH ve son konsantrasyonu 20 mM olacak şekilde GSSG çözeltisinden 0,15 ml ilave edildiği anda kronometre çalıştırıldı. Kuvartz küvet alt üst etme sonrası spektrofotometrede 340 nm dalga boyunda 30 saniye aralıklarla 5 dakika süreyle ölçülerek absorban azalması kaydedildi.

3.2.6.2.7. Miyeloperoksidaz (MPx) Aktivitesinin Ölçümü

Miyeloperoksidaz aktivitesi Bradley ve ark.[300]'nın belirttiği yöntem esas alınarak ölçüldü. 0,1 gr doku alınarak üzerine 10 ml 50 mM fosfat tamponu (pH 6.0) ilave edilerek homojenize edildi. Oluşan homojenat 3500 devirde 4°C'de 30 dakika santrifüj edilerek süpernatantlar MPx aktivitesi ölçümünde enzim kaynağı olarak kullanıldı. Kuvartz spektrofotometre küveti içerisine 2,8 ml ölçüm tamponu, 0,12 ml homojenat tamponu ve 0,12 ml numune çözeltisinden ilave edildiği anda kronometre çalıştırıldı. Kuvartz küvet spektrofotometrede 460 nm dalga boyunda 30 saniye aralıklarla ve 5 dakika süreyle ölçülerek absorban azalması kaydedildi.

3.2.7. Histolojik Değerlendirme

Sakrifiye edilen tavşanlardan alınan radius kemikleri, proksimal metafiz kısmı kalacak şekilde diseke edildikten sonra kimyasal tespit için %10'luk nötral formaldehitte 3 gün bekletildi. Dekalsifikasyon işlemi için %6'lık nitrik asit solüsyonuna alındı. Her 3 günde bir solüsyon yenilenirken ikinci haftadan sonra her gün dekalsifikasyon işleminin tamamlanıp tamamlandığı bir toplu iğne batırılarak kontrol edildi. Dekalsifiye olan kemik dokular, 12 saatlik yıkama periyodunun ardından dehidratasyon ve saydamlaştırma işlemleri yapılarak parafin bloklara gömüldü. Parafin bloklardan 5-7 μm kalınlığında alınan kesitler Hematoksilen-Eosin boya ile boyanarak incelendi. Skorlama işlemi Modifiye Hieple[301], Lane ve Sandhu histopatolojik skorlama sistemine göre yapıldı

(Tablo 3). İncelemeye hazır hale gelen kesitler kamera ataçmanlı ışık mikroskobu (Nikon Eclipse 50 I Japonya) altında incelenerek ilgili gruplara ait fotoğraflar çekildi.

Tablo 3: Histopatolojik skorlama prosedürü tablosu

Birleşme		Kansellöz kemik		Kortikal Kemik	
Birleşme yok	**0**	Osseöz hücresel aktivitenin olmaması	**0**	Yok	**0**
Fibröz birleşme	**1**	Yeni kemiğin erken yerleşmesi	**1**	Erken görünüm	**1**
Osteokondral birleşme	**2**	Yeni kemiğin aktif yerleşmesi	**2**	Kemik oluşum başlangıcı	**2**
Kemik birleşme	**3**	Yeniden organize olan kansellöz kemik	**3**	Çoklukla kemik oluşumu	**2**
Kemik kalınlığının tümünde organizasyon	**4**	Tamamıyla yeniden organize olmuş kansellöz kemik	**4**	Tamamıyla şekillenmiş kemik oluşumu	**10**

3.2.8. İstatistiksel Analizler

Çalışmadaki solunum, nabız sayısı ve beden sıcaklığı gibi sürekli değişkenler 2-yönlü varyans analizi (Grup, Zaman ve Grup x Zaman Etkilişimi) ile histolojik ve radyografik skor gibi kategorilere ayrılarak elde edilen veriler Kruskall-Wallis testi ile analiz edildi (SAS, 2002). Veriler ortalama ± Standard hata şeklinde sunuldu, gruplar arası ortalama farklılıkları The LSD opsiyonu ile ortaya konuldu. Farklılıklar $P < 0.05$ düzeyinde anlamlı kabul edildi. Daha sonra radyografik ve histolojik skorlar arasındaki korelasyon Pearson testi ile belirlendi. Antioksidan verilerin istatistiği SPSS 10.0 yazılım programı kullanılarak yapıldı. Bütün ölçümlerde istatistiksel farklılıklar ve önem düzeyleri one-way variance analyses (ANOVA) testi ile belirlendi ve $P < 0.05$ seviyesindeki sonuçlar önemli kabul edildi. Çoklu karşılaştırmalarda Duncan testi uygulandı.

4. BULGULAR

4.1. Klinik Muayene Bulguları

Tüm gruplarda postoperatif dönem ilk hafta süresince uygulanan bandajlar iki günde bir açıldı. Dikiş hattı ve çevresi, dikiş hattında kızarıklık, ödem, eksudasyon ve yara kenarlarının açıklığı yönünden operasyon yaralarının lokal muayeneleri yapılırken, SKG uygulanan ve postoperatif olarak 12 hafta izlenen gruptaki 1 no'lu deneğin her iki bacağındaki ve 2 no'lu deneğin sağ bacağındaki bandajlar, postoperatif 2. günde açılmış olarak bulundu. Yapılan muayenede operasyon yarasındaki dikiş ipliklerinin çıkarıldığı, yara kenarları boyunca 0.5 cm açıklık şekillendiği ve çevresinde kızarıklık şekillendiği, ayrıca yara hattında çok hafif miktarda irin birikimi saptandı. Trikalsiyum fosfat uygulanan 24 haftalık grupta 2 no'lu denekte postoperatif 3. günde sağ bacaktaki bandaj çıkarılmış olarak bulundu. Lokal olarak yara kenarlarının proksimal 1/3'ünde 0,4 cm açıldığı ve yara hattı çevresinde hafif kızarıklık gözlendi. Mürekkep balığı grefti uygulanan 24 haftalık grupta 1 no'lu denekte postoperatif 2. günde sol bacaktaki bandajın açıldığı, yara kenarlarının 0,5 cm ayrıldığı ve yara hattı çevresinin kızarık olduğu belirlendi. Bandajlarını açarak yara kenarları açıklığı bulunan her üç olguda, 8 mg/kg Xylazine HCl (Rompun %2, Bayer, Türkiye) İM uygulanarak gerçekleştirilen sedasyon eşliğinde, yara dudaklarının avivasyonu yapılarak 2/0 Mersilk (Ethicon, ABD) ile yeniden dikildi ve bandaja alındı. Her üç olgu bir hafta süreyle klinik olarak izlendi ve yapılan uygulamayı takip eden 7. günün sonunda dikişleri alındı, gruplar içine tekrar dahil edilerek değerlendirmeye alındı.

Operasyona alınan deneklerin tümünde genel durum bulgularını belirlemek için preoperatif dönemde ve postoperatif dönem 7. güne kadar, günlük olarak beden sıcaklığı, kalp atım ve solunum sayıları belirlendi.

Tüm deneklerden preoperatif olarak alınan beden sıcaklığı ortalaması 38,8^{o}C, kalp atım sayısı ortalaması 296 atım/dk ve solunum sayısı ortalaması 56 atım/dk olarak ölçüldü.

Postoperatif 1. günde;

Kontrol grubundan alınan beden sıcaklığı ortalaması 38,8°C, kalp atım sayısı ortalaması 294 atım/dk ve solunum sayısı ortalaması 55 atım/dk,

Mürekkep Balığı Kemiği grubundan alınan beden sıcaklığı ortalaması 38,8°C, kalp atım sayısı ortalaması 298 atım/dk ve solunum sayısı ortalaması 54 atım/dk,

Trikalsiyum Fosfat grubundan alınan beden sıcaklığı ortalaması 38,9°C, kalp atım sayısı ortalaması 298 atım/dk ve solunum sayısı ortalaması 54 atım/dk,

Demineralize Kemik Matriksi grubundan alınan beden sıcaklığı ortalaması 38,7°C, kalp atım sayısı ortalaması 289 atım/dk ve solunum sayısı ortalaması 53 atım/dk ve

Sığır Kansellöz Greft grubundan alınan beden sıcaklığı ortalaması 38,7°C, kalp atım sayısı ortalaması 293 atım/dk ve solunum sayısı ortalaması 52 atım/dk olarak saptandı.

Postoperatif 2. günde;

Kontrol grubundan alınan beden sıcaklığı ortalaması 38,7°C, kalp atım sayısı ortalaması 292 atım/dk ve solunum sayısı ortalaması 55 atım/dk,

Mürekkep Balığı Kemiği grubundan alınan beden sıcaklığı ortalaması 38,8°C, kalp atım sayısı ortalaması 295 atım/dk ve solunum sayısı ortalaması 53 atım/dk,

Trikalsiyum Fosfat grubundan alınan beden sıcaklığı ortalaması 38,8°C, kalp atım sayısı ortalaması 291 atım/dk ve solunum sayısı ortalaması 56 atım/dk,

Demineralize Kemik Matriksi grubundan alınan beden sıcaklığı ortalaması 38,7°C, kalp atım sayısı ortalaması 290 atım/dk ve solunum sayısı ortalaması 53 atım/dk ve

Sığır Kansellöz Greft grubundan alınan beden sıcaklığı ortalaması 38,7°C, kalp atım sayısı ortalaması 293 atım/dk ve solunum sayısı ortalaması 52 atım/dk olarak belirlendi.

Postoperatif 3. günde;

Kontrol grubundan alınan beden sıcaklığı ortalaması 38,8°C, kalp atım sayısı ortalaması 290 atım/dk ve solunum sayısı ortalaması 52 atım/dk,

Mürekkep Balığı Kemiği grubundan alınan beden sıcaklığı ortalaması 38,7°C, kalp atım sayısı ortalaması 288 atım/dk ve solunum sayısı ortalaması 51 atım/dk,

Trikalsiyum Fosfat grubundan alınan beden sıcaklığı ortalaması 38,8°C, kalp atım sayısı ortalaması 295 atım/dk ve solunum sayısı ortalaması 54 atım/dk,

Demineralize Kemik Matriksi grubundan alınan beden sıcaklığı ortalaması 38,7°C, kalp atım sayısı ortalaması 292 atım/dk ve solunum sayısı ortalaması 51 atım/dk ve

Sığır Kansellöz Greft grubundan alınan beden sıcaklığı ortalaması 38,7°C, kalp atım sayısı ortalaması 287 atım/dk ve solunum sayısı ortalaması 53 atım/dk olarak ölçüldü.

Postoperatif 4. günde;

Kontrol grubundan alınan beden sıcaklığı ortalaması 38,7°C, kalp atım sayısı ortalaması 300 atım/dk ve solunum sayısı ortalaması 53 atım/dk,

Mürekkep Balığı Kemiği grubundan alınan beden sıcaklığı ortalaması 38,7°C, kalp atım sayısı ortalaması 294 atım/dk ve solunum sayısı ortalaması 52 atım/dk,

Trikalsiyum Fosfat grubundan alınan beden sıcaklığı ortalaması 38,7°C, kalp atım sayısı ortalaması 293 atım/dk ve solunum sayısı ortalaması 56 atım/dk,

Demineralize Kemik Matriksi grubundan alınan beden sıcaklığı ortalaması 38,7°C, kalp atım sayısı ortalaması 293 atım/dk ve solunum sayısı ortalaması 52 atım/dk ve

Sığır Kansellöz Greft grubundan alınan beden sıcaklığı ortalaması 38,8°C, kalp atım sayısı ortalaması 299 atım/dk ve solunum sayısı ortalaması 52 atım/dk olarak saptandı.

Postoperatif 5. günde;

Kontrol grubundan alınan beden sıcaklığı ortalaması 38,7°C, kalp atım sayısı ortalaması 294 atım/dk ve solunum sayısı ortalaması 53 atım/dk,

Mürekkep Balığı Kemiği grubundan alınan beden sıcaklığı ortalaması 38,8°C, kalp atım sayısı ortalaması 296 atım/dk ve solunum sayısı ortalaması 51 atım/dk,

Trikalsiyum Fosfat grubundan alınan beden sıcaklığı ortalaması 38,8°C, kalp atım sayısı ortalaması 298 atım/dk ve solunum sayısı ortalaması 51 atım/dk,

Demineralize Kemik Matriksi grubundan alınan beden sıcaklığı ortalaması 38,6°C, kalp atım sayısı ortalaması 296 atım/dk ve solunum sayısı ortalaması 54 atım/dk ve

Sığır Kansellöz Greft grubundan alınan beden sıcaklığı ortalaması 38,6°C, kalp atım sayısı ortalaması 292 atım/dk ve solunum sayısı ortalaması 50 atım/dk olarak belirlendi.

Postoperatif 6. günde;

Kontrol grubundan alınan beden sıcaklığı ortalaması 38,8°C, kalp atım sayısı ortalaması 297 atım/dk ve solunum sayısı ortalaması 52 atım/dk,

Mürekkep Balığı Kemiği grubundan alınan beden sıcaklığı ortalaması 38,7°C, kalp atım sayısı ortalaması 285 atım/dk ve solunum sayısı ortalaması 52 atım/dk,

Trikalsiyum Fosfat grubundan alınan beden sıcaklığı ortalaması 38,6°C, kalp atım sayısı ortalaması 293 atım/dk ve solunum sayısı ortalaması 53 atım/dk,

Demineralize Kemik Matriksi grubundan alınan beden sıcaklığı ortalaması 38,7°C, kalp atım sayısı ortalaması 286 atım/dk ve solunum sayısı ortalaması 47 atım/dk ve

Sığır Kansellöz Greft grubundan alınan beden sıcaklığı ortalaması 38,6°C, kalp atım sayısı ortalaması 293 atım/dk ve solunum sayısı ortalaması 51 atım/dk olarak belirlendi.

Postoperatif 7. günde;

Kontrol grubundan alınan beden sıcaklığı ortalaması 38,8°C, kalp atım sayısı ortalaması 293 atım/dk ve solunum sayısı ortalaması 51 atım/dk,

Mürekkep Balığı Kemiği grubundan alınan beden sıcaklığı ortalaması 38,8°C, kalp atım sayısı ortalaması 292 atım/dk ve solunum sayısı ortalaması 53 atım/dk,

Trikalsiyum Fosfat grubundan alınan beden sıcaklığı ortalaması 38,8°C, kalp atım sayısı ortalaması 295 atım/dk ve solunum sayısı ortalaması 50 atım/dk,

Demineralize Kemik Matriksi grubundan alınan beden sıcaklığı ortalaması 38,8°C, kalp atım sayısı ortalaması 294 atım/dk ve solunum sayısı ortalaması 53 atım/dk ve

Sığır Kansellöz Greft grubundan alınan beden sıcaklığı ortalaması 38,8°C, kalp atım sayısı ortalaması 303 atım/dk ve solunum sayısı ortalaması 52 atım/dk olarak ölçüldü.

Preoperatif ve postoperatif 7. güne kadar tüm gruplarda ölçülen beden sıcaklığı, kalp atım sayısı ve solunum sayılarına ait veriler Şekil-10,11 ve 12'de gösterilmiştir.

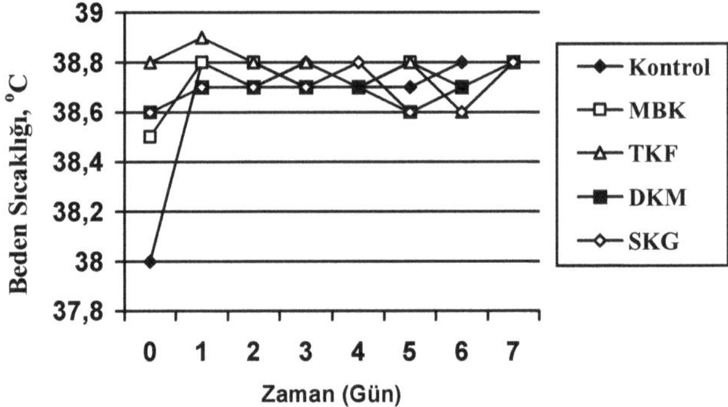

Şekil 10: Preoperatif ve postoperatif dönem 7. güne kadar ölçülen beden sıcaklığının, gruplara göre dağılımı, (**0:** Preoperatif olarak ölçülen beden sıcaklığını göstermektedir).

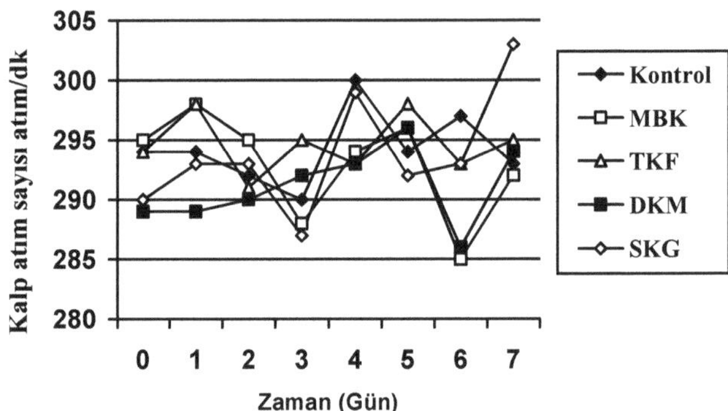

Şekil 11: Preoperatif ve postoperatif dönem 7. güne kadar ölçülen kalp atım sayısının, gruplara göre dağılımı, (**0:** Preoperatif olarak ölçülen kalp atım sayısını göstermektedir).

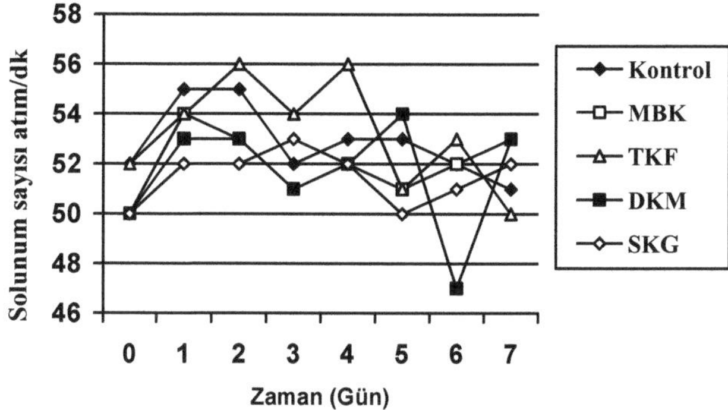

Şekil 12: Preoperatif ve postoperatif dönem 7. güne kadar ölçülen solunum sayısının, gruplara göre dağılımı, (**0:** Preoperatif olarak ölçülen solunum sayısını göstermektedir).

Postoperatif 1. günde alınan MBK, TKF, DKM, SKG ve Kontrol grupları beden sıcaklığı ortalaması 38,7°C, kalp atım sayısı ortalaması 294 atım/dk ve solunum sayısı ortalaması 54 atım/dk,

İkinci gün beden sıcaklığı ortalaması 38,7°C, kalp atım sayısı ortalaması 292 atım/dk ve solunum sayısı ortalaması 54 atım/dk,

Üçüncü gün beden sıcaklığı ortalaması 38,7°C, kalp atım sayısı ortalaması 290 atım/dk ve solunum sayısı ortalaması 52 atım/dk,

Dördüncü gün beden sıcaklığı ortalaması 38,7°C, kalp atım sayısı ortalaması 295 atım/dk ve solunum sayısı ortalaması 53 atım/dk,

Beşinci gün beden sıcaklığı ortalaması 38,7°C, kalp atım sayısı ortalaması 295 atım/dk ve solunum sayısı ortalaması 52 atım/dk,

Altıncı gün beden sıcaklığı ortalaması 38,6°C, kalp atım sayısı ortalaması 290 atım/dk ve solunum sayısı ortalaması 51 atım/dk ve

Yedinci gün beden sıcaklığı ortalaması 38,8°C, kalp atım sayısı ortalaması 295 atım/dk ve solunum sayısı ortalaması 52 atım/dk olarak belirlendi.

Beden sıcaklığının, kalp atım sayısının ve solunum sayısının tüm gruplarda postoperatif 7. güne kadar olan ortalaması Şekil-13,14 ve 15'de gösterilmiştir.

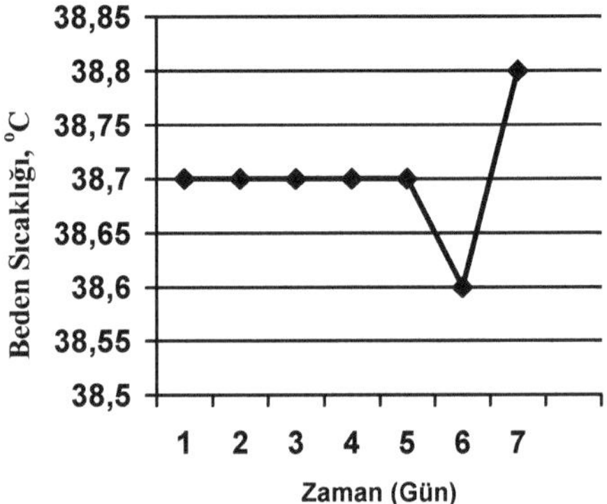

Şekil 13: Tüm gruplarda postoperatif 7. güne kadar beden sıcaklığı ortalaması.

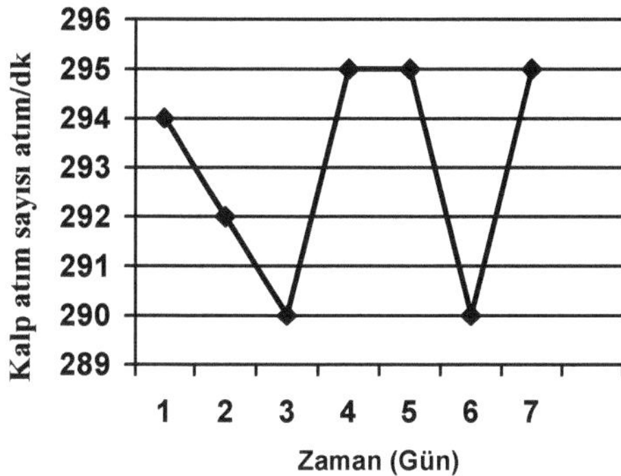

Şekil 14: Tüm gruplarda postoperatif 7. güne kadar kalp atım sayısı ortalaması.

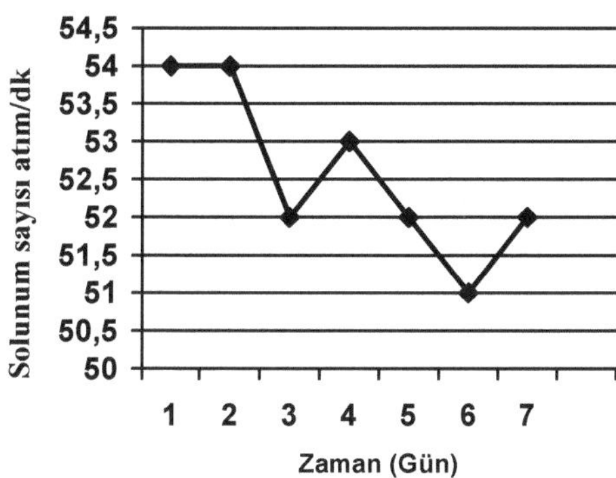

Şekil 15: Tüm gruplarda postoperatif 7. güne kadar solunum sayısı ortalaması.

Çalışmada kullanılan tüm deneklerin postoperatif 1. 2. 3. 4. 6. 12. ve 24. haftalarda sakrifiye edilmeden önce beden sıcaklığı, kalp atım ve solunum sayıları ölçülerek (Şekil-10,11,12) tüm gruplardan alınan değerlerin genel ortalaması incelendiğinde;

Birinci haftada sakrifiye edilen deneklerin beden sıcaklığı ortalaması 38,8°C, kalp atım sayısı ortalaması 293 atım/dk ve solunum sayısı ortalaması 48 atım/dk,

İkinci haftada sakrifiye edilen deneklerin beden sıcaklığı ortalaması 38,9°C, kalp atım sayısı ortalaması 290 atım/dk ve solunum sayısı ortalaması 51 atım/dk,

Üçüncü haftada sakrifiye edilen deneklerin beden sıcaklığı ortalaması 38,8°C, kalp atım sayısı ortalaması 300 atım/dk ve solunum sayısı ortalaması 54 atım/dk,

Dördüncü haftada sakrifiye edilen deneklerde beden sıcaklığı ortalaması 38,7°C, kalp atım sayısı ortalaması 285 atım/dk ve solunum sayısı ortalaması 52 atım/dk,

Altıncı haftada sakrifiye edilen deneklerin beden sıcaklığı ortalaması 38,8°C, kalp atım sayısı ortalaması 302 atım/dk ve solunum sayısı ortalaması 52 atım/dk,

On ikinci haftada sakrifiye edilen deneklerin beden sıcaklığı ortalaması 38,8°C, kalp atım sayısı ortalaması 292 atım/dk ve solunum sayısı ortalaması 53 atım/dk,

Yirmi dördüncü haftada sakrifiye edilen deneklerin beden sıcaklığı ortalaması 38,8°C, kalp atım sayısı ortalaması 304 atım/dk ve solunum sayısı ortalaması 54 atım/dk olarak ölçüldü. Sakrifikasyon yapılan haftalara göre tüm gruplarda ölçülen beden sıcaklığı, kalp atım sayısı ve solunum sayısı değerleri Şekil-16,17 ve 18'de gösterilmiştir.

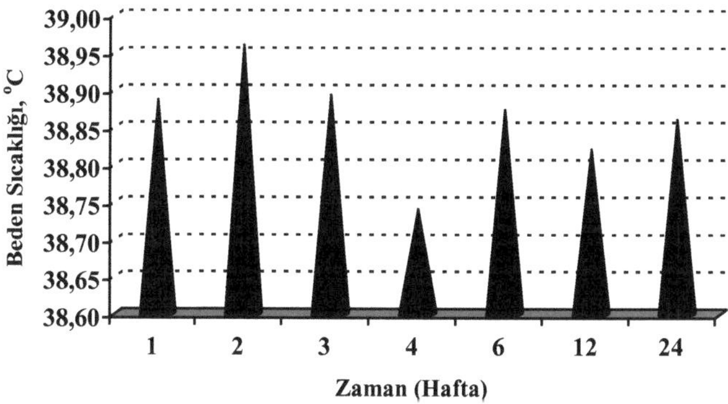

Şekil 16: Beden sıcaklığının zamana göre değişimi, (P < 0.22, OSH = 0,05746).

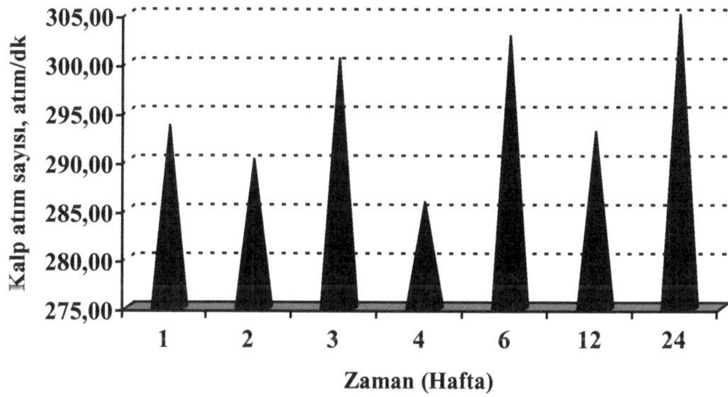

Şekil 17: Kalp atım sayısının zamana göre değişimi, (P < 0.0001, OSH = 2,8233).

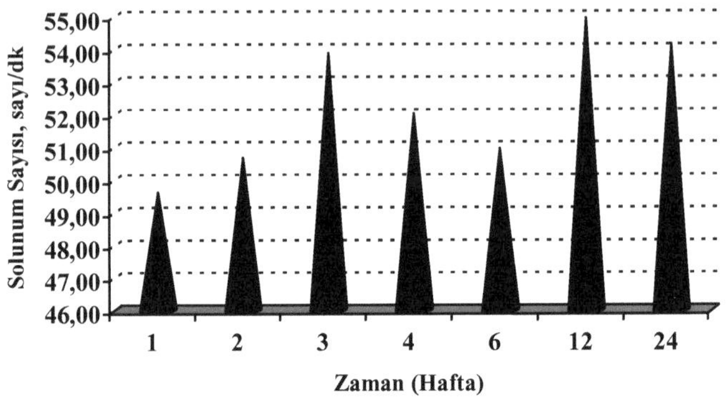

Şekil 18: Solunum sayısının zamana göre değişimi, ($P < 0.38$, OSH = 1,9466).

Oluşturulan gruplara göre postoperatif 24 hafta süresince ölçülen beden sıcaklığı, kalp atım sayısı ve solunum sayısı ortalamaları (Şekil-19,20,21);

Kontrol grubunda alınan beden sıcaklığı ortalaması 38,8°C, kalp atım sayısı ortalaması 293 atım/dk ve solunum sayısı ortalaması 51 atım/dk,

Mürekkep balığı kemiği grefti grubunda beden sıcaklığı ortalaması 38,8°C, kalp atım sayısı ortalaması 292 atım/dk ve solunum sayısı ortalaması 53 atım/dk,

Demineralize kemik matriksi grefti grubunda beden sıcaklığı ortalaması 38,8°C, kalp atım sayısı ortalaması 294 atım/dk ve solunum sayısı ortalaması 53 atım/dk,

Trikalsiyum fosfat grefti grubunda beden sıcaklığı ortalaması 38,8°C, kalp atım sayısı ortalaması 295 atım/dk ve solunum sayısı ortalaması 50 atım/dk,

Sığır kansellöz grefti grubunda ise beden sıcaklığı ortalaması 38,8°C, kalp atım sayısı ortalaması 303 atım/dk ve solunum sayısı ortalaması 52 atım/dk olarak belirlendi.

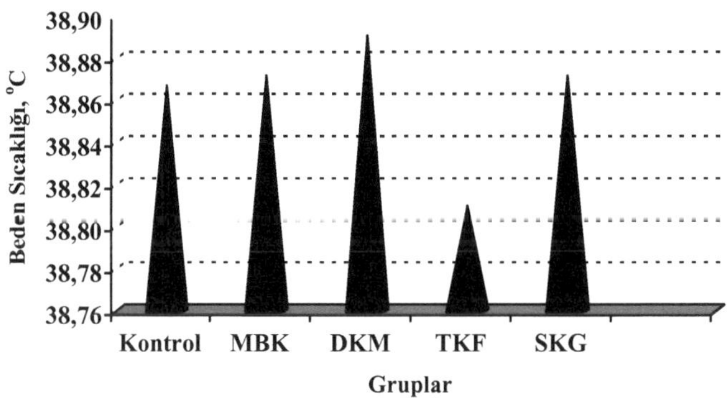

Şekil 19: Gruplarda postoperatif 24 hafta boyunca ölçülen beden sıcaklığı ortalamaları, ($P < 0.91$, OSH = 0,04856).

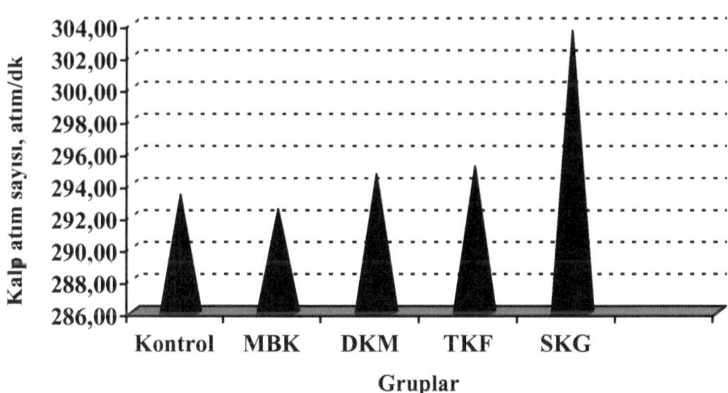

Şekil 20: Gruplarda postoperatif 24 hafta boyunca ölçülen kalp atım sayısı ortalamaları, ($P < 0.01$, OSH = 2,3861).

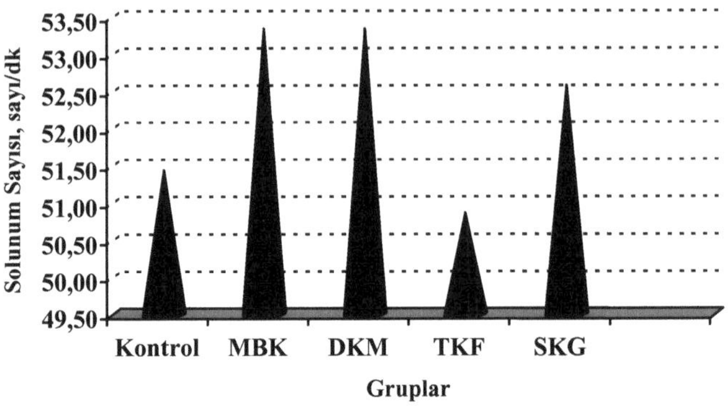

Şekil 21: Gruplarda postoperatif 24 hafta boyunca ölçülen solunum sayısı ortalamaları, (P < 0.76, OSH = 1,6452).

Alınan veriler ile grupların etkisi, grup x zaman etkileşiminin etkisi ve gruplara göre değişim grafikleri hazırlandı (Şekil-22,23,24). Bu veriler doğrultusunda, oluşturulan gruplarla alınan beden sıcaklığı, kalp atım sayısı ve solunum sayıları arasında önemli bir bağlantı saptanmadı. Sığır kansellöz grefti grubunda kalp atım sayısında biraz artış tespit edilse de, istatistiksel olarak anlamlı olmadığı belirlendi.

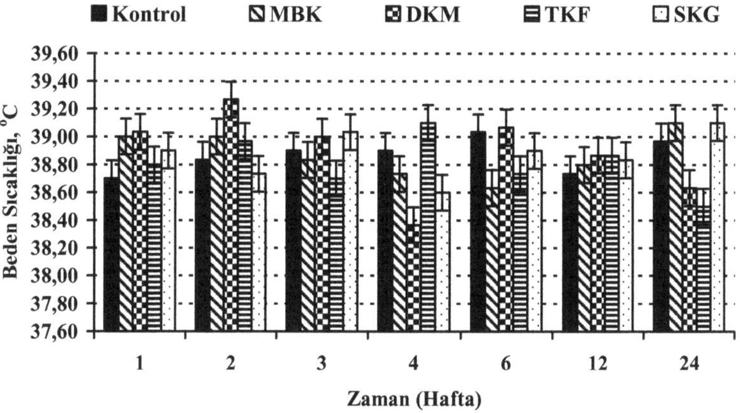

Şekil 22: Tüm gruplarda beden sıcaklığı ile grup x zaman etkileşimi, (P < 0.0007,OSH = 0,1285).

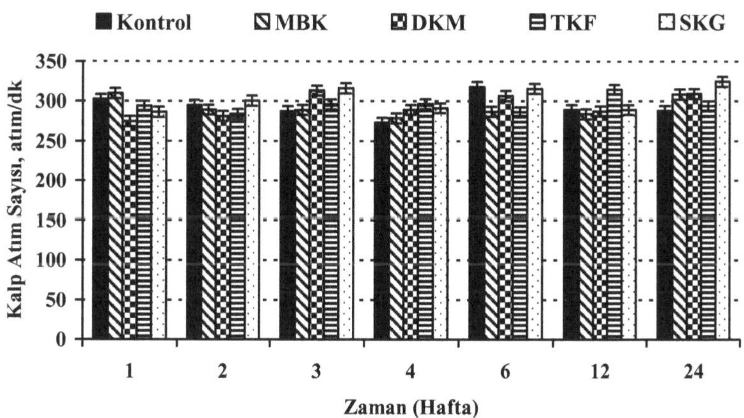

Şekil 23: Tüm gruplarda kalp atım sayısı ile grup x zaman etkileşimi, (P < 0.0001, OSH = 6,313).

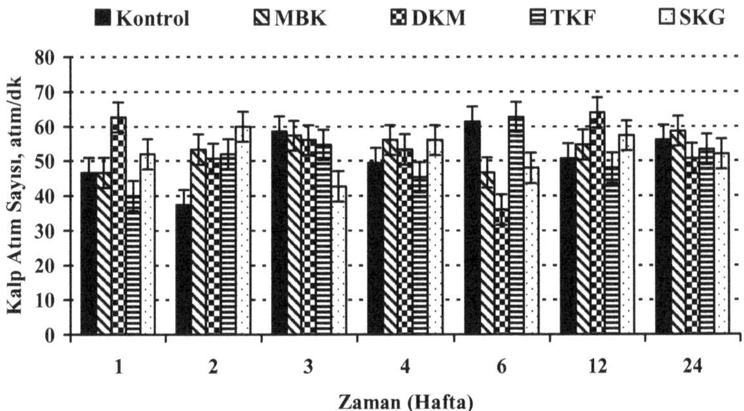

Şekil 24: Tüm gruplarda solunum sayısı ile grup x zaman etkileşimi, (P < 0.0001, OSH = 4,3527).

4.2. Radyografik Muayene Bulguları

Deneklerin postoperatif 1. 2. 3. 4. 6. 12. ve 24. haftalarda sakrifiye edildikten sonra, greft uygulanan gruplarda greft materyalinin uygulandığı, kontrol grubunda ise defektin oluşturulduğu radius kemiklerinin, A/P ve M/L pozisyonlarda çift yönlü (52 mA, 0.6 mAs dozda) radyografileri alındı.

4.2.1. Postoperatif Dönem 1. Hafta Radyografik Bulguları

Postoperatif dönem 1. haftada alınan radyografilerde, kontrol ve MBK grefti grubundaki hiç bir denekte kemik oluşumu ve kemik birleşmesine ait bulgu izlenmedi. Demineralize kemik matriksi, TKF ve SKG uygulanan gruplarda ise %25 oranında kallus oluşumu ve olası greft birleşmesi saptandı. Mürekkep balığı kemiği ve TKF grubundaki deneklerden alınan postoperatif dönemin 1 haftalık radyografisi Şekil 25'de gösterilmiştir.

4.2.2. Postoperatif Dönem 2. Hafta Radyografik Bulguları

Kontrol grubunun 2. haftasında alınan radyografilerde sadece bir denekte %25 oranında kallus oluşumu belirlendi. Diğer deneklerde kallus oluşumu gözlenmedi. Mürekkep balığı kemiği grefti grubundaki iki denekte %50 oranında kallus oluşumu ve olası greft birleşmesi izlenirken, bir denekte bu bulgulara rastlanmadı. Demineralize kemik matriksi ve TKF uygulanan gruplarda %75 oranında kallus oluşumu ve radyografik birleşme saptandı. Mürekkep balığı kemiği ve DKM grubunun 2 haftalık radyografik görüntüsü Şekil 26'da verilmiştir. Sığır kansellöz grefti uygulanan grupta iki denekte %50 oranında kallus oluşumu olası greft birleşmesi görülürken, bir denekte %25 oranında kallus oluşumu izlendi.

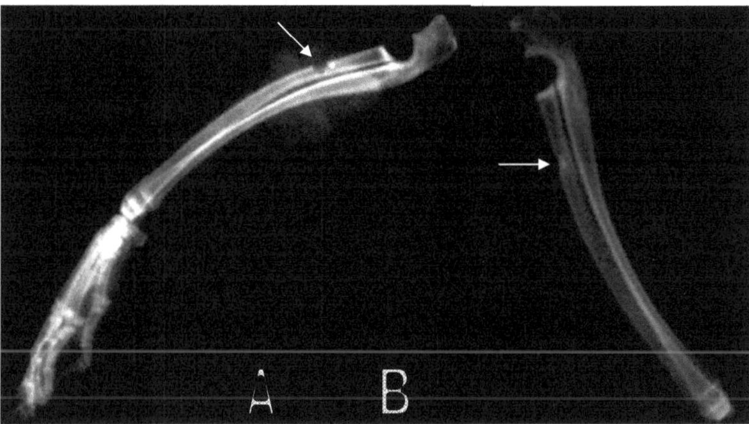

Şekil 25: Postoperatif dönem 1. haftada MBK (A) ve TKF (B) grubundaki deneklerin radyografik görüntüleri. **Beyaz ok:** Deneysel olarak oluşturulan defektli alanı göstermektedir.

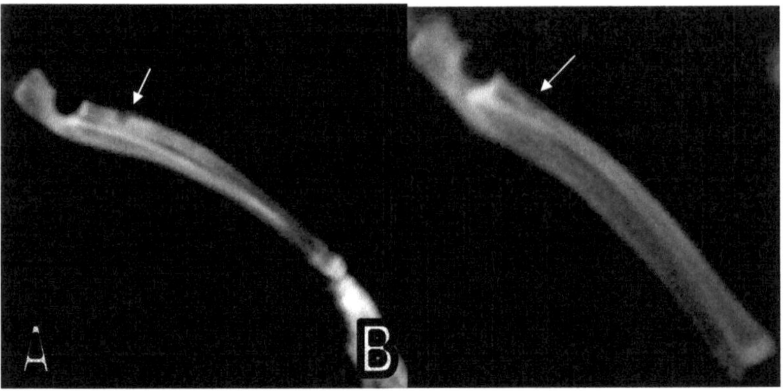

Şekil 26: Postoperatif dönem 2. haftada MBK (A) ve DKM (B) grubundaki deneklerin radyografik görüntüleri. **Beyaz ok:** Deneysel olarak oluşturulan defektli alanı göstermektedir.

4.2.3. Postoperatif Dönem 3. Hafta Radyografik Bulguları

Postoperatif dönem 3. haftada alınan radyografilerde kontrol grubundaki iki denekte %75 oranında kallus oluşumu ve olası birleşme saptandı. Bir denekte %100 kallus oluşumu ve olası birleşme görüldü. Mürekkep balığı kemiği grefti grubunda tüm deneklerde olası birleşmeyle birlikte iki denekte %100 kallus oluşumu ve bir denekte %75 kallus oluşumu belirlendi. Demineralize kemik matriksi uygulanan grupta, bir denekte %100 kallus oluşumu ve radyografik birleşme, bir denekte %75 kallus oluşumuyla birlikte radyografik birleşme ve bir denekte de %75 kallus oluşumuyla birlikte olası greft birleşmesi saptandı. Trikalsiyum fosfat uygulanan grupta, tüm deneklerde %100 kallus oluşumu ve radyografik birleşme belirlendi. Sığır kansellöz grefti uygulanan gruptaki tüm deneklerde, olası greft birleşmesi ile birlikte iki denekte %75 kallus oluşumu ve bir denekte %50 kallus oluşumu gözlendi. Postoperatif dönem 3. haftada alınan MBK ve TKF grubu radyografik görüntüleri Şekil 27'de verilmiştir.

4.2.4. Postoperatif Dönem 4. Hafta Radyografik Bulguları

Postoperatif dönem 4. haftada alınan radyografilerde kontrol grubundaki bir denekte %100 kallus oluşumu ve olası kemik birleşmesi, bir denekte sadece %25 kallus oluşumu ve bir denekte de %25 kallus oluşumuyla birlikte olası greft birleşmesi saptandı. Mürekkep balığı kemiği grefti uygulanan grupta tüm deneklerde %100 kallus oluşumuyla birlikte, iki denekte radyografik greft birleşmesi ve bir denekte de olası greft birleşmesi belirlendi (Şekil 28). Demineralize kemik matriksi uygulanan grupta, tüm deneklerde %100 kallus birleşmesi ile birlikte, iki denekte olası greft birleşmesi (birinde defekt uygulanan bölge ve çevresinde korteks ve medulla dahil olmak üzere sklerotik görünümde) ve bir denekte de radyografik birleşme izlendi. Trikalsiyum fosfat uygulanan grupta tüm deneklerde %100 kallus oluşumu ve radyografik greft birleşmesi belirlendi. Sığır kansellöz grefti uygulanan grupta ise iki denekte %100 kallus oluşumu ve radyografik greft birleşmesi, bir denekte de %75 kallus oluşumu ve olası greft birleşmesi gözlendi.

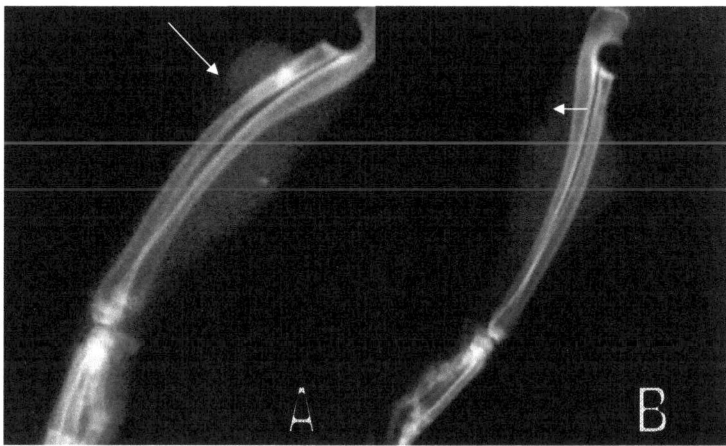

Şekil 27: Postoperatif dönem 3. haftada TKF (A) ve MBK (B) grubundaki deneklerin radyografik görüntüleri. **Beyaz ok:** Deneysel olarak oluşturulan defektli alanı göstermektedir.

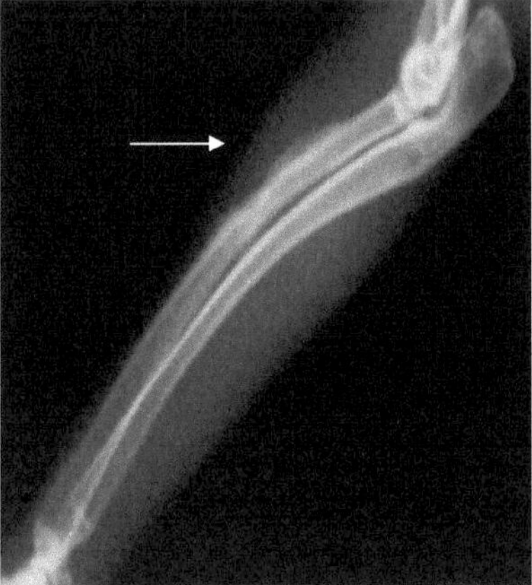

Şekil 28: Postoperatif dönem 4. haftada MBK grubundaki deneğin radyografik görüntüsü. **Beyaz ok:** Defekt oluşturulan bölgedeki kallus dokusunu göstermektedir.

4.2.6. Postoperatif Dönem 6. Hafta Radyografik Bulguları

Postoperatif dönem 6. haftada alınan radyografilerde kontrol grubundaki tüm deneklerde %100 kallus oluşumu, iki denekte radyografik kemik birleşmesi ve bir denekte olası kemik birleşmesi saptandı. Mürekkep balığı kemiği grefti ve DKM uygulanan gruplarda tüm deneklerde %100 kallus oluşumu ve radyografik greft birleşmesinin yanında, MBK grefti uygulanan bir denekte remodeling görüldü (Şekil 29). Trikalsiyum fosfat uygulanan grubun bir deneğinde %100 kallus oluşumu ve radyografik greft birleşmesi, bir denekte %75 kallus oluşumu ve radyografik birleşme, bir denekte ise %50 kallus oluşumu ve olası greft birleşmesi belirlendi. Sığır kansellöz grefti uygulanan grupta ise iki denekte %100 kallus oluşumu ve radyografik greft birleşmesi, bir denekte %50 kallus oluşumu ve olası greft birleşmesi saptandı.

4.2.7. Postoperatif Dönem 12. ve 24. Hafta Radyografik Bulguları

Kontrol, MBK, DKM ve SKG uygulanan 12 ve 24 haftalık gruplarda, TKF uygulanan 12 haftalık grubun bir deneğinde ve 24 haftalık grupta tüm deneklerde %100 kallus oluşumuyla birlikte radyografik greft birleşmesi ve remodelasyon belirlenirken, TKF uygulanan 12 haftalık grubun diğer iki deneğinde %50 kallus oluşumunun yanında birinde radyografik greft birleşmesi, diğerinde olası greft birleşmesi görüldü. Ayrıca DKM uygulanan 12 haftalık grubun bir deneğinde, her iki bacakta da kortekste düzensizlik izlendi. Mürekkep balığı grefti ve DKM uygulanan 12 haftalık grupların radyografik görüntüsü Şekil 30'da, MBK uygulanan grubun 24 haftalık radyografik görüntüsü Şekil 31'de verilmiştir.

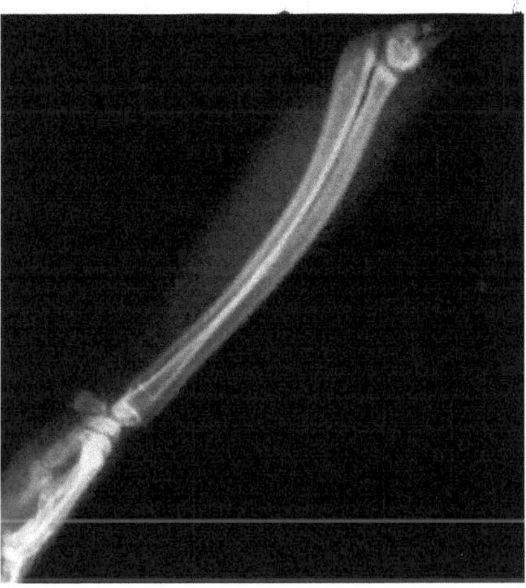

Şekil 29: Postoperatif dönem 6. haftada MBK grubundaki deneğin radyografik görüntüsü. Radiusun proksimal metafiz bölgesinde düzenli kortikal yapı görülmektedir.

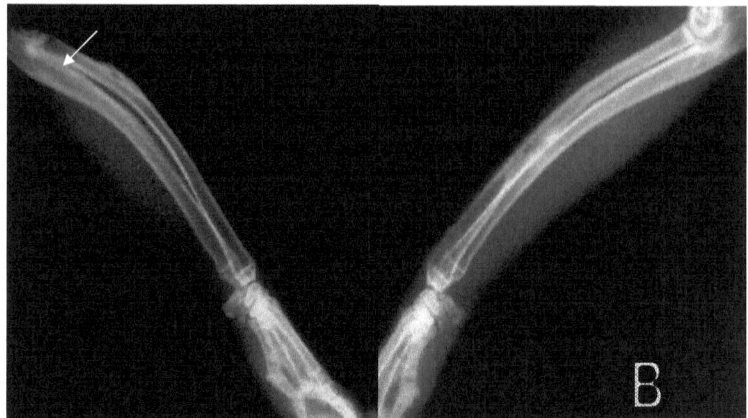

Şekil 30: Postoperatif dönem 12. haftada DKM (A) ve MBK (B) grubundaki deneklerin radyografik görüntüleri. **Beyaz ok:** Defektli alandaki kortekste düzensiz yapıyı göstermektedir.

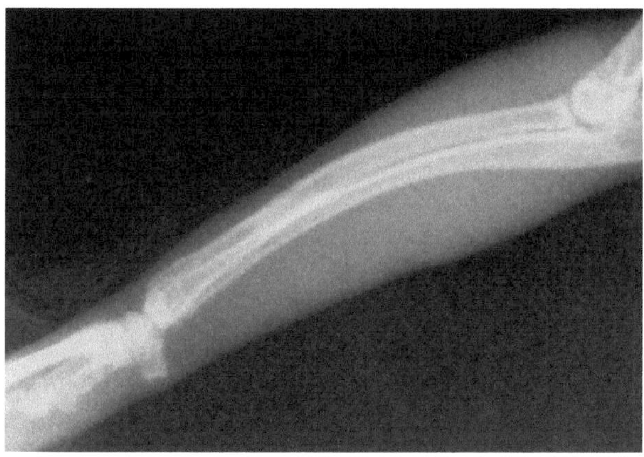

Şekil 31: Postoperatif dönem 24. haftada MBK grubundaki deneğin radyografik görüntüsü. Kemik iyileşmesi radyografik olarak tamamlanmıştır.

Alınan grafiler, Modifiye Lane ve Sandhu[59] skorlama sistemi'ne göre skorlandı (Tablo 4). Bu skorlama sonucunda;

Birinci haftada DKM, TKF ve SKG aynı puanla ilk sırada yer alırken, MBK ve Kontrol grupları birlikte ikinci sırada yer aldı.

İkinci haftada birinci sırada DKM, ikinci sırada TKF, üçüncü sırada MBK ile birlikte SKG, dördüncü sırada Kontrol grubu yer aldı.

Üçüncü haftada TKF birinci sıraya çıktı ve sonraki sıralama DKM, MBK, SKG ve Kontrol grubu şeklinde oldu.

Dördüncü haftada DKM, TKF ve SKG birlikte ilk sırada, ikinci sırada MBK, son sırada ise Kontrol grubu yer aldı.

Altı ve 12. haftalarda MBK, DKM, SKG ve Kontrol grubu aynı skorla ilk sırada, TKF ise son sırada yer aldı.

Yirmi dördüncü haftada ise bütün grupların skor seviyesi aynı belirlendi.

Modifiye Lane ve Sandhu skorlama sistemi'ne göre yapılan skorlama, 24 haftalık postoperatif dönemi kapsayacak şekilde Kruskall-Walis testi ile analiz edildi ve ilk iki sırayı DKM ve TKF uygulanan grupların oluşturduğu, DKM uygulanan grubun çok az farkla birinci sıraya yerleştiği, fakat bu farkın istatistiksel olarak anlamlı olmadığı saptandı. Üçüncü ve dördüncü sırada SKG ve MBK gruplarının olduğu, SKG uygulanan grubun çok az farkla üçüncü sıraya yerleştiği, fakat bu farkın istatistiksel olarak anlamlı olmadığı görüldü. Oluşturulan gruplar arasında en son sırada Kontrol grubu yer aldı (Şekil-32, 33, 34).

Tablo 4: Radyogramların Modifiye Lane ve Sandhu skorlama sistemine göre puanlandırılması.

Grup	Hafta	Denek no	Kallus oluşumu	Birleşme (Proksimal)	Birleşme (Distal)	Yeniden yapılanma
Kontrol	1. hafta	1.denek	0	0	0	0
		2.denek	0	0	0	0
		3.denek	0	0	0	0
Kontrol	2. hafta	1.denek	0	0	0	0
		2.denek	0	0	0	0
		3.denek	1	0	0	0
Kontrol	3. hafta	1.denek	3	1	1	0
		2.denek	3	1	1	0
		3.denek	4	1	1	0
Kontrol	4. hafta	1.denek	4	1	1	0
		2.denek	1	0	0	0
		3.denek	1	1	1	0
Kontrol	6. hafta	1.denek	4	2	2	0
		2.denek	4	1	1	0
		3.denek	4	2	2	0
Kontrol	12. hafta	1.denek	4	2	2	2
		2.denek	4	2	2	2
		3.denek	4	2	2	2
Kontrol	24. hafta	1.denek	4	2	2	2
		2.denek	4	2	2	2
		3.denek	4	2	2	2
Mürekkep balığı kemiği	1. hafta	1.denek	0	0	0	0
		2.denek	0	0	0	0
		3.denek	0	0	0	0
Mürekkep balığı kemiği	2. hafta	1.denek	0	0	0	0
		2.denek	2	1	1	0
		3.denek	2	1	1	0
Mürekkep balığı kemiği	3. hafta	1.denek	3	1	1	0
		2.denek	4	1	1	0
		3.denek	4	1	1	0
Mürekkep balığı kemiği	4. hafta	1.denek	4	1	1	0
		2.denek	4	2	2	0
		3.denek	4	2	2	0
Mürekkep balığı kemiği	6. hafta	1.denek	4	2	2	0
		2.denek	4	2	2	0
		3.denek	4	2	2	2
Mürekkep balığı kemiği	12. hafta	1.denek	4	2	2	2
		2.denek	4	2	2	2
		3.denek	4	2	2	2
Mürekkep balığı kemiği	24. hafta	1.denek	4	2	2	2
		2.denek	4	2	2	2
		3.denek	4	2	2	2

Tablo 4'ün devamı:

Grup	Hafta	Denek no	Kallus oluşumu	Birleşme (Proksimal)	Birleşme (Distal)	Yeniden yapılanma
Demineralize kemik matriks grefti	1. hafta	1.denek	1	0	0	0
		2.denek	1	1	1	0
		3.denek	1	1	1	0
Demineralize kemik matriks grefti	2. hafta	1.denek	3	2	2	0
		2.denek	3	2	2	0
		3.denek	3	2	2	0
Demineralize kemik matriks grefti	3. hafta	1.denek	4	2	2	0
		2.denek	3	2	2	0
		3.denek	3	1	1	0
Demineralize kemik matriks grefti	4. hafta	1.denek	4	1	1	0
		2.denek	4	1	1	0
		3.denek	4	2	2	0
Demineralize kemik matriks grefti	6. hafta	1.denek	4	2	2	0
		2.denek	4	2	2	0
		3.denek	4	2	2	0
Demineralize kemik matriks grefti	12. hafta	1.denek	4	2	2	2
		2.denek	4	2	2	2
		3.denek	4	2	2	2
Demineralize kemik matriks grefti	24. hafta	1.denek	4	2	2	2
		2.denek	4	2	2	2
		3.denek	4	2	2	2
Trikalsiyum fosfat grefti	1. hafta	1.denek	1	1	1	0
		2.denek	1	1	1	0
		3.denek	1	1	1	0
Trikalsiyum fosfat grefti	2. hafta	1.denek	3	2	2	0
		2.denek	3	2	2	0
		3.denek	3	2	2	0
Trikalsiyum fosfat grefti	3. hafta	1.denek	4	2	2	0
		2.denek	4	2	2	0
		3.denek	4	2	2	0
Trikalsiyum fosfat grefti	4. hafta	1.denek	4	2	2	0
		2.denek	4	2	2	0
		3.denek	4	2	2	0
Trikalsiyum fosfat grefti	6. hafta	1.denek	3	2	2	0
		2.denek	2	1	1	0
		3.denek	4	2	2	0
Trikalsiyum fosfat grefti	12. hafta	1.denek	2	2	2	0
		2.denek	4	2	2	2
		3.denek	2	1	1	0
Trikalsiyum fosfat grefti	24. hafta	1.denek	4	2	2	2
		2.denek	4	2	2	2
		3.denek	4	2	2	2

Tablo 4'ün devamı:

Grup	Hafta	Denek no	Kallus oluşumu	Birleşme (Proksimal)	Birleşme (Distal)	Yeniden yapılanma
Sığır Kansellöz Greft	1. hafta	1.denek	1	1	1	0
		2.denek	1	1	1	0
		3.denek	1	1	1	0
Sığır Kansellöz Greft	2. hafta	1.denek	2	1	1	0
		2.denek	2	1	1	0
		3.denek	1	1	1	0
Sığır Kansellöz Greft	3. hafta	1.denek	3	1	1	0
		2.denek	3	1	1	0
		3.denek	2	1	1	0
Sığır Kansellöz Greft	4. hafta	1.denek	4	2	2	0
		2.denek	3	1	1	0
		3.denek	4	2	2	0
Sığır Kansellöz Greft	6. hafta	1.denek	4	2	2	0
		2.denek	4	2	2	0
		3.denek	2	1	1	0
Sığır Kansellöz Greft	12. hafta	1.denek	4	2	2	2
		2.denek	4	2	2	2
		3.denek	4	2	2	2
Sığır Kansellöz Greft	24. hafta	1.denek	4	2	2	2
		2.denek	4	2	2	2
		3.denek	4	2	2	2

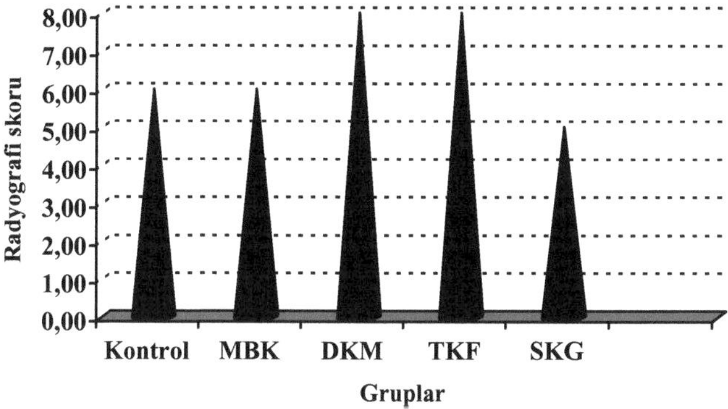

Şekil 32: Grupların oluşturduğu radyografik skor grafiği (P < 0.0001, OSH = 1,6452). Radyografik skorlama sonucuna göre sıralama DKM, TKF, MBK, Kontrol ve SKG şeklindedir.

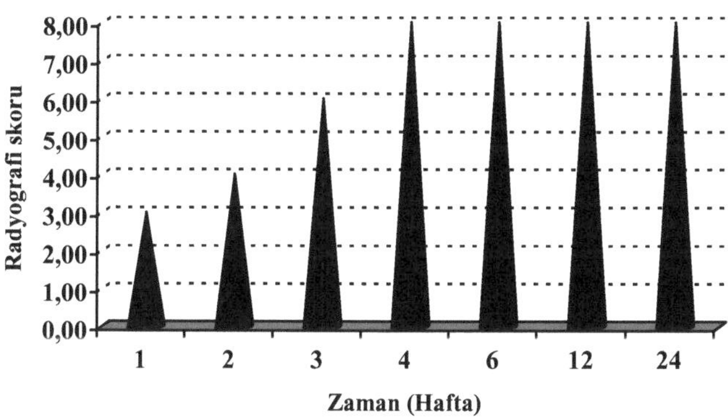

Şekil 33: Grupların haftalara göre radyografik skor grafiği (P < 0.0001). Tüm gruplarda en yüksek skor seviyesinin 4, 6, 12 ve 24. haftalarda elde edildiği görülmektedir.

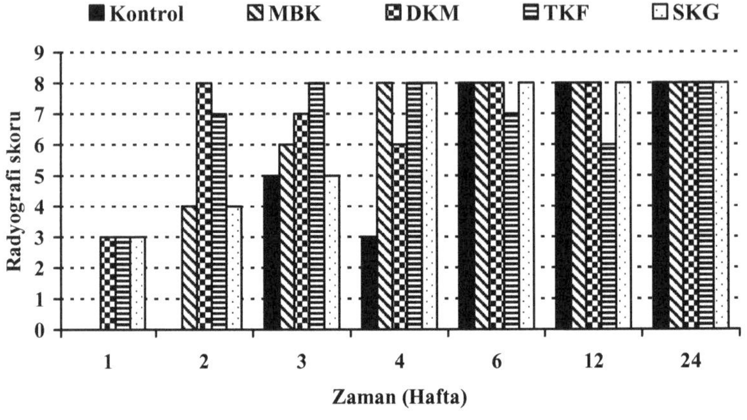

Şekil 34: Grup x Zaman etkileşiminin radyografik skora yansıması (P < 0.0001).

4.3. Biyokimyasal Analiz Sonuçları

Postoperatif 1. 2. 3. 4. 6. 12. ve 24. haftalarda, sakrifiye edilen deneklerden, defekt oluşturulan bölgenin hemen üzerindeki kas dokusu alındı ve Katalaz (CAT), Süperoksit dismutaz (SOD), Miyeloperoksidaz (MPx), Glutatyon reduktaz (GR), Total glutatyon (GSH), Glutatyon S Transferaz (GST) ve Lipit peroksidasyon (LPO) düzeyleri yönünden analizleri yapıldı (Tablo-5,6,7,8,9). Bu antoksidan veriler the MEAN Prosedürü ile değerlendirildiğinde, SOD, GSH ve GR aktivitelerinin 1. haftadan 24. haftaya kadar tüm deneklerde yükseldiği, ancak bu artışın ve deney grupları arasındaki farkların istatistiksel olarak anlamlı bulunmadığı belirlendi (Şekil-35,36,37). Katalaz ve LPO düzeyleri 1. haftada tüm gruplarda yüksek iken, 24. haftaya kadar kademeli olarak azaldı ve gruplar arasında istatistiksel olarak anlamlı fark bulunmadığı görüldü (Şekil-38,39). MPx aktivitesi 24. haftaya kadar tüm gruplarda azalırken, sadece MBK grubunda artış belirlendi (Şekil-40). Glutatyon S Transferaz (GST) aktivitesi 24. haftaya kadar artış gösterdi, GST aktivitesi 12. ve 24. haftalarda en düşük düzeyde MBK grubunda, en yüksek düzeyde TKF grubunda belirlendi (Şekil-41).

Tablo 5: Kontrol grubuna ait biyokimyasal parametreler

KONTROL	GSH (nmol/mg doku)	LPO (nmol/g doku)	MPx (µmol/min / mg doku)	SOD (mmol/min/ mg doku)	CAT (mmol/min/ mg doku)	GR (µmol/min/ mg doku)	GST (nmol /min/mg doku)
1. Hafta	2.1±1.5	25.8±5	6.9±0.9	72±0.2	148.8±0.3	17.9±0.1	19.6±0.1
2. Hafta	2.3±4.1	25.4±5.1	6.7±3.5	73.1±0.2	146.8±0.4	18±2.5	20.7±2.1
3. Hafta	2.4±7.8	24.6±1.3	6.8±2.5	74.8±0.3	144.6±0.4	18.4±2	21.3±0.2
4. Hafta	2.5±6.1	23.7±7.4	6.4±6.1	76.3±0.3	141.6±0.6	19±3.1	21.7±2.6
6. Hafta	2.7±5.1	22.1±1.6	5.9±1.5	80.5±0.6	136.5±0.6	19.5±3.6	22.8±0.2
12. Hafta	3.0±2.6	20,3±1	5.2±2.7	86.9±0.4	132.5±0.4	20.5±2.2	24.1±0.1
24. Hafta	3.6±5.6	19±1.8	4.7±2.6	89.3±0.4	128.6±0.3	21.8±0.3	25.9±0.1

Tablo 6: Mürekkep balığı kemiği (MBK) greft grubuna ait biyokimyasal parametreler

MÜREKKEP BALIĞI KEMİĞİ	GSH (nmol/mg doku)	LPO (nmol/g doku)	MPx (µmol/min/ mg doku)	SOD (mmol/min/ mg doku)	CAT (mmol/min/ mg doku)	GR (µmol/min/ mg doku)	GST (nmol /min/mg doku)
1. Hafta	2.3±9.7	25.3±0.2	7.2±6.0	74.2±8.4	147.1±0.1	18.2±0.2	18.2±9.7
2. Hafta	2.4±6.7	24.7±6.0	7.3±7.6	75.4±0.1	146.1±0.1	19.2±0.1	17.1±0.2
3. Hafta	2.4±7.6	24.2±4.3	7.4±7.6	77.3±0.1	145.1±0.1	19.5±0.1	16.2±0.2
4. Hafta	2.5±7.2	23.5±7.0	7.5±1.3	80.2±0.1	143.2±0.2	19.7±7.3	15.3±0.1
6. Hafta	2.6±1.0	23.2±4.3	7.6±1.3	82.1±0.1	138.1±0.1	20.3±0.2	15.1±6.0
12. Hafta	3.7±5.8	19,5±9	8.2±1.1	89.9±0.2	127.9±0.2	21.1±9.1	13.6±0.2
24. Hafta	4.1±1.1	18.3±8	8.5±1.1	95.0±4.8	120.2±0.2	21.7±0.1	12.1±0.1

Tablo 7: Demineralize kemik matriksi (DKM) grubuna ait biyokimyasal parametreler

DEMİNERALİZE KEMİK MATRİKSİ	GSH (nmol/ mg doku)	LPO (nmol/g doku)	MPx (µmol/ min/ mg doku)	SOD (mmol/min/ mg doku)	CAT (mmol/min/ mg doku)	GR (µmol/min / mg doku)	GST (nmol /min/mg doku)
1. Hafta	2.2±1.5	24.1±7.6	7.0±0.2	75.0±5.8	146.1±8.8	18.1±0.1	17.1±9.5
2. Hafta	2.3±1.1	23.4±0.1	6.7±9.5	76.4±0.2	143.1±0.1	18.2±0.1	19.1±9.6
3. Hafta	2.4±9.5	23.1±0.1	6.4±7.6	78.1±8.8	140.1±0.3	18.4±0.1	20.1±0.1
4. Hafta	2.6±1.4	22.5±8.0	6.1±8.8	80.1±0.1	138.0±0.1	18.6±0.1	21.5±0.2
6. Hafta	2.9±1.1	21.5±0.1	5.6±9.7	82.3±0.2	135.1±9.5	19.2±0.1	23.1±0.2
12. Hafta	3.7±1.9	17.2±7.6	4.8±7.6	96.2±0.2	112.1±9.5	22.5±0.2	33.2±0.2
24. Hafta	4.2±1.1	14.1±0.1	4.3±0.1	104.3±0.1	105.2±0.2	25.2±0.2	35.2±0.2

Tablo 8: Trikalsiyum fosfat (TKF) grubuna ait biyokimyasal parametreler

TRİKALSİYUM FOSFAT	GSH (nmol/ mg doku)	LPO (nmol/g doku)	MPx (µmol/ min/ mg doku)	SOD (mmol/min/ mg doku)	CAT (mmol/min / mg doku)	GR (µmol/min / mg doku)	GST (nmol /min/mg doku)
1. Hafta	2.3±1.1	27.9±0.2	6.2±0.2	69.2±0.2	149.2±0.2	15.9±0.3	21.0±0.3
2. Hafta	2.4±7.6	26.7±0.2	6.1±8.1	71.5±0.5	144.5±0.2	16.7±0.4	22.3±0.2
3. Hafta	2.4±1.5	26.4±0.1	5.6±0.1	77.1±0.2	138.7±0.3	18.0±0.3	23.1±0.2
4. Hafta	2.6±1.0	25.5±0.2	5.2±6.2	81.1±0.2	134.7±0.5	18.9±0.2	24.3±0.2
6. Hafta	2.9±1.5	24.8±0.1	4.8±5.8	86.2±0.2	124.0±0.2	21.4±0.3	26.1±0.2
12. Hafta	3.7±1.5	18.4±0.2	3.3±0.1	100.2±0.2	97.6±0.5	23.9±0.3	36.2±0.3
24. Hafta	4.5±1.6	15.1±0.2	3.0±6.0	110.0±0.4	87.0±0.3	25.3±0.2	45.4±0.2

Tablo 9: Sığır kansellöz greft (SKG) grubuna ait biyokimyasal parametreler

SIĞIR KANSELLÖZ GREFTİ	GSH (nmol/mg doku)	LPO (nmol/g doku)	MPx (µmol/ min/ mg doku)	SOD (mmol/min / mg doku)	CAT (mmol/min / mg doku)	GR (µmol/min/ mg doku)	GST (nmol /min/mg doku)
1. Hafta	2.0±1.3	24.1±7.6	6.8±4.8	72.7±0.4	142.2±0.8	16.3±0.5	20.1±0.4
2. Hafta	2.4±9.5	23.5±7.6	6.6±4.3	75.7±0.5	138.6±0.8	17.3±0.2	22.1±0.4
3. Hafta	2.6±1.1	22.9±9.5	6.4±4.3	77.9±0.5	134.9±1.1	17.1±0.3	22.9±0.2
4. Hafta	2.9±2.1	22.4±4.3	6.2±6.0	80.6±0.5	132.7±0.8	18.1±8.6	24.1±0.1
6. Hafta	3.3±2.8	20.7±5.8	6.0±5.8	85.3±0.9	128.6±1.0	19.0±0.2	26.9±0.1
12. Hafta	3.7±2.9	17.5±6.7	5.1±1.7	93.1±0.4	119.2±0.7	21.8±0.2	31.1±9.9
24. Hafta	4.0±4.9	16.2±4.9	4.5±3.7	96.6±0.6	110.8±1.0	22.0±0.3	33.1±0.1

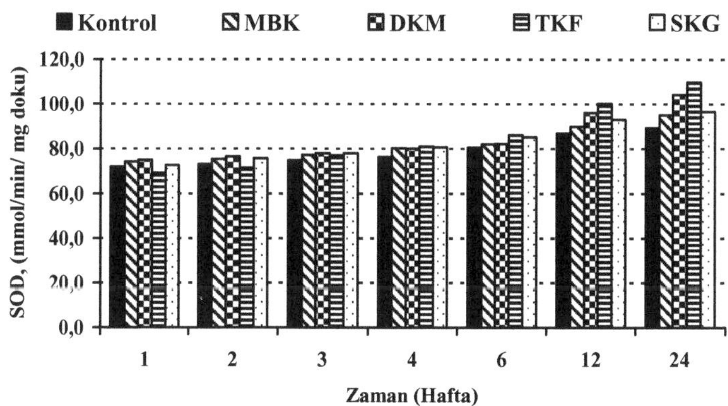

Şekil 35: Grupların zamana göre SOD değerleri.

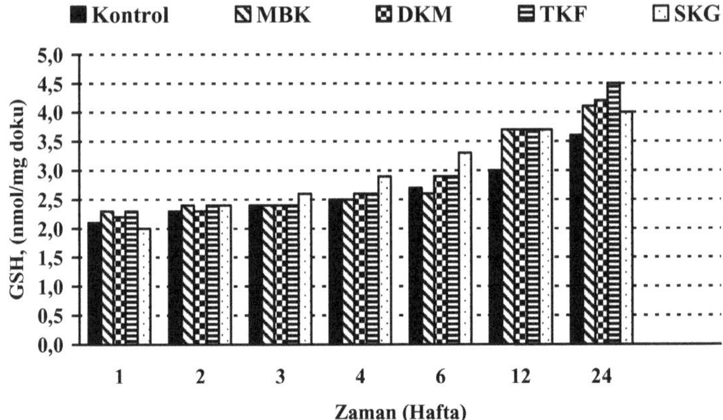

Şekil 36: Grupların zamana göre GSH değerleri.

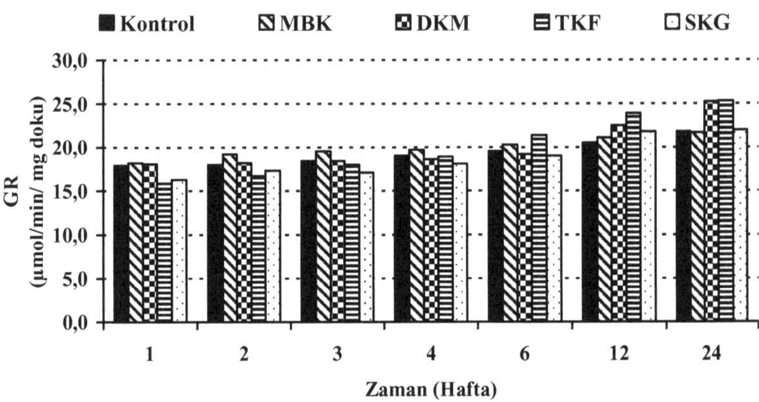

Şekil 37: Grupların zamana göre GR değerleri.

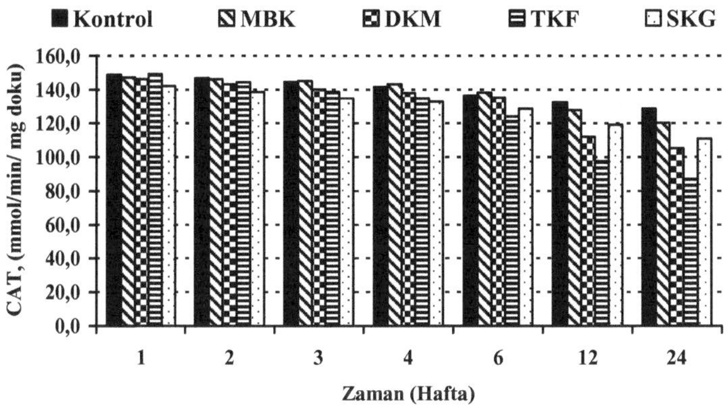

Şekil 38: Grupların zamana göre CAT değerleri.

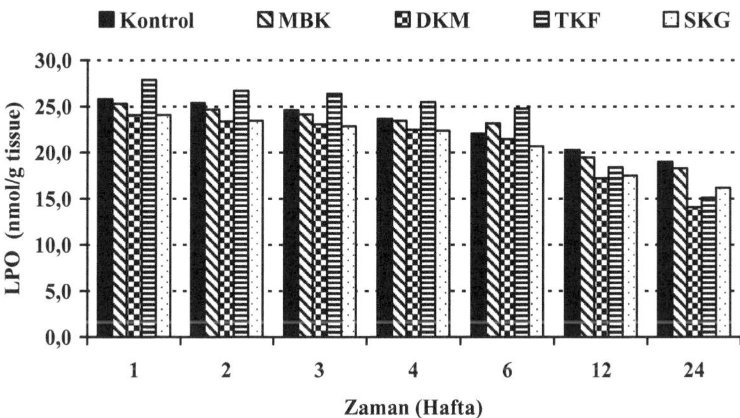

Şekil 39: Grupların zamana göre LPO değerleri.

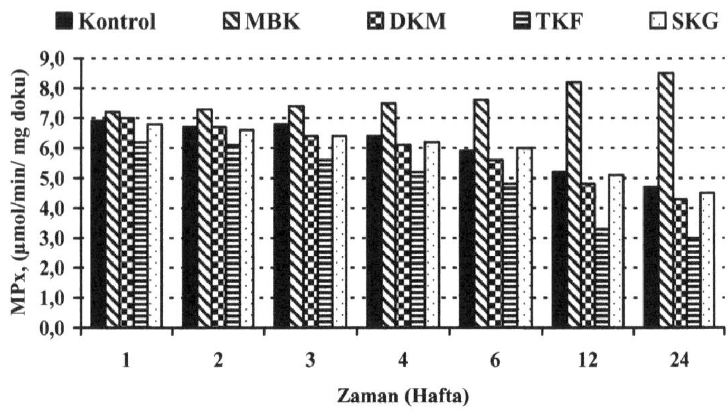

Şekil 40: Grupların zamana göre MPx değerleri.

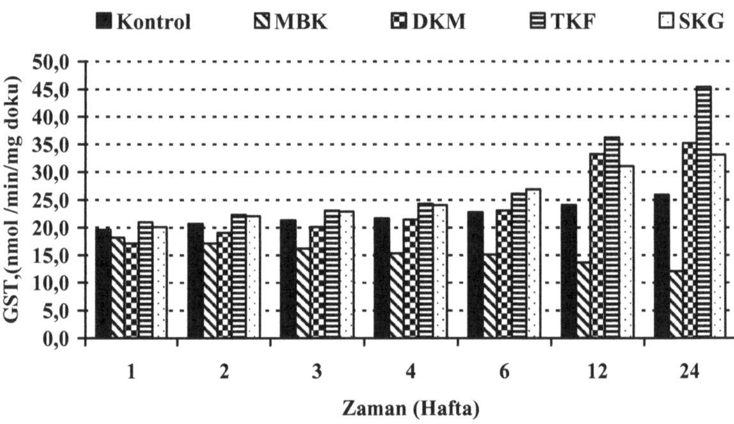

Şekil 41: Grupların zamana göre GST değerleri.

4.4. Histolojik Analiz Sonuçları

Kontrol grubu ve greft uygulanan denekler postoperatif 1. 2. 3. 4. 6. 12. ve 24. haftalarda, sakrifiye edildikten sonra, greft materyalinin uygulandığı radius kemikleri alınarak histolojik incelemeler için Heamatoksilen-Eosin boya ile boyandı.

4.4.1. Postoperatif Dönem 1. Hafta Histolojik Bulguları

Postoperatif dönem 1. haftada deneklerden alınan kemik dokunun histolojik incelenmesinde, kontrol grubunda kemik birleşmenin gerçekleştiği, fakat kansellöz kemik ve kortikal kemikte hematomun rezorbe olmaması, yer yer fibröz dokunun varlığı ve kıkırdak dokusunun şekillenmemesi gibi kriterlere dayanarak iyileşme bulgularının bulunmadığı saptandı. Mürekkep balığı kemiği grefti grubunda, defekt oluşturulan bölgede bir birleşmenin olduğu, fakat fibröz bir birleşmenin yeni şekillenmeye başladığı görüldü. 1. haftada MBK grefti uygulanan grupta diğer greft gruplarından daha fazla vaskülarizyon şekillendiği görüldü. Demineralize kemik matriksi uygulanan grupta greft birleşmesi ve fibröz dokunun şekillendiği, fakat kansellöz ve kompakt kemikte herhangi bir iyileşme belirtisinin olmadığı izlendi. Trikalsiyum fosfat uygulanan grupta greft birleşmenin gerçekleştiği ve fibröz dokunun şekillendiği dikkat çekerken, diğer greft uygulanan gruplarla paralel bir iyileşme süreci izlemekteydi. 1 haftalık MBK uygulanan grubun histolojik görüntüsü Şekil 42'de, TKF uygulanan grubun histolojik görüntüsü Şekil 43'de verilmiştir. Sığır kansellöz grefti uygulanan grupta ise defektli bölgede fibroblastların yer yer kondrositlere dönüşümü ile karakterize bir fibröz birleşme ve yer yer rezorbsiyon bulguları görüldü.

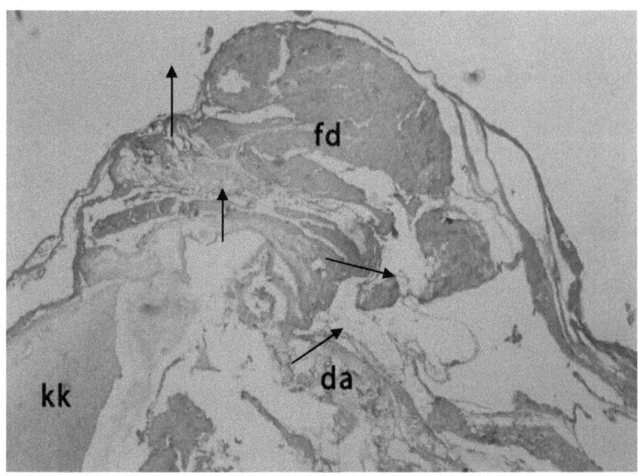

Şekil 42: 1. haftada alınan MBK grubuna ait histolojik görüntü (HEx40). **fd;** fibröz doku, **kk;** kompakt kemik, **da;** defekt alanı, **oklar;** vaskülarizasyon alanlarını göstermektedir.

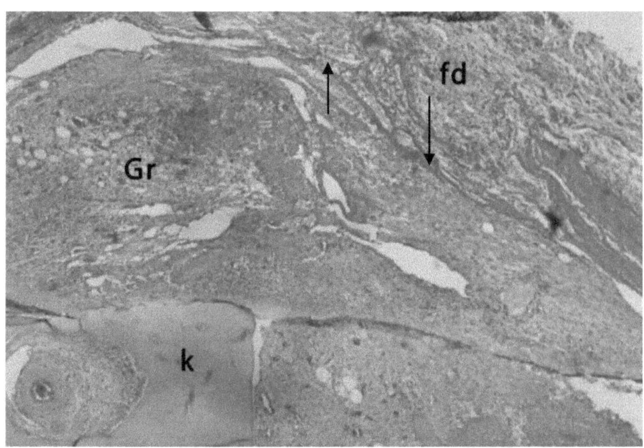

Şekil 43: 1. haftada alınan TKF grubuna ait histolojik görüntü (HEx40). **fd;** fibröz doku, **k;** kemik dokuyu, **Gr;** greft materyalini ve **oklar;** vaskülarizasyon alanlarını göstermektedir.

4.4.2. Postoperatif Dönem 2. Hafta Histolojik Bulguları

Postoperatif dönem 2. haftada deneklerden alınan kemik dokunun histolojik incelenmesinde, kontrol grubunda defekt bölgesinde kemik birleşmesinin olduğu gözlenirken, kortikal kemikte fibröz dokunun kıkırdak dokuya dönüşümünün olmaması nedeniyle herhangi bir iyileşme belirlenemedi. Mürekkep balığı kemiği grefti grubunda defektli alanda gelişen fibröz greft-kemik birleşmesinin ilerlediği ve fibroblastların kondrositlere dönüşümünün görülmesiyle kemik iyileşmesi yönünde bir oluşumun şekillenmeye başladığı gözlendi (Şekil 44). Fibröz doku oluşumu DKM grubu ve kontrol grubuna göre hızlı oluşurken, diğer greft gruplarından daha yavaş bir ilerleme göstermekteydi (Şekil 45). Demineralize kemik matriksi uygulanan grupta, defektin her iki yönünden ilerleyen greft birleşmesi şekillendiği, ancak diğer greft uygulanan gruplara oranla daha yavaş ilerlediği gözlendi. Kortikal kemikte ise herhangi bir iyileşme bulgusuna rastlanmadı. İyileşme sürecinde DKM ve kontrol grubunda yapılan histolojik incelemeler birbirine paralellik gösterdi. Trikalsiyum fosfat uygulanan grupta osteokondral kemikleşmenin şekillendiği ve kansellöz kemikte aktive olan bir kemik oluşumu dikkat çekmekteydi. Sığır kansellöz grefti uygulanan grupta ise osteokondral birleşmeyi takiben şekillenmiş bir kansellöz iyileşmenin başlangıcı saptandı. Sığır kansellöz greft uygulamasının kansellöz kemikte yeni kemik oluşumunu hızlı bir biçimde sağladığı görüldü. 2. haftada alınan histolojik kesitlerde, tüm gruplarda vaskülarizasyonun devam ettiği ancak MBK grubunda bu oranın biraz daha fazla olduğu belirlendi.

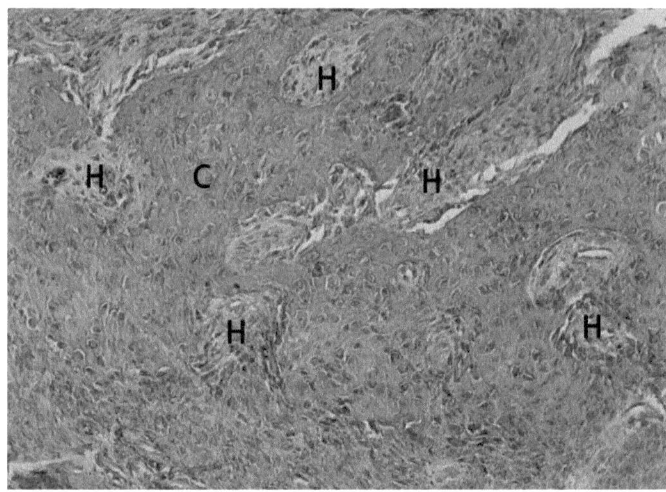

Şekil 44: 2. haftada alınan MBK grubuna ait histolojik görüntü (HEx40). **C;** kıkırdak oluşum alanlarını ve **H;** havers sistemi oluşum alanlarını göstermektedir.

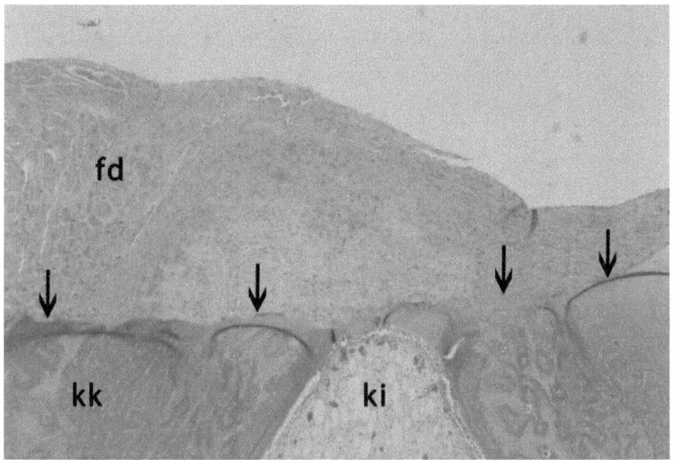

Şekil 45: 2. haftada alınan DKM grubuna ait histolojik görüntü (HEx40). **fd;** fibröz dokuyu **ki;** kemik iliğini, **kk;** kemik dokuyu ve **oklar;** kemik oluşum hattını göstermektedir.

4.4.3. Postoperatif Dönem 3. Hafta Histolojik Bulguları

Postoperatif dönem 3. haftada deneklerden alınan kemik dokunun histolojik incelenmesinde, kontrol grubunda kemikte fibröz birleşmenin yanısıra, kansellöz kemikte pozisyon alan hücreler gözlendi. Bu gelişim, aktif olmayan kemik yüzeyinin yeniden yapılandırılacak yüzeye dönüştürülmesi süreci olarak nitelendirildi. Ancak kortikal kemikte iyileşme bulguları belirlenemedi. Mürekkep balığı kemiği grefti grubunda osteokondral birleşmenin geliştiği, yeni kemik oluşumu bakımından hücresel aktivitede ilerlemelerin gerçekleştiği (aktivasyon süreci) ve kortikal bölgede kemik oluşumunun başlamak üzere olduğu belirlendi (Şekil 46). Demineralize kemik matriksi uygulanan grupta fibröz doku oluşumu izlenirken, kansellöz kemiğin oluşumu için aktive olmuş hücreler belirlendi. Ancak bu iyileşme belirtilerinin diğer gruplardan yavaş ilerlediği gözlendi. Kortikal bölgede ise, iyileşme sürecinin henüz başlamadığı saptandı. Trikalsiyum fosfat uygulanan gruptaki histolojik bulgular diğer gruplarla karşılaştırıldığında, 3. hafta itibariyle en hızlı iyileşmenin TKF grubunda şekillendiği ve greft birleşmesinin diğer gruplara oranla daha hızlı bir şekilde ilerlediği görüldü. Ancak bu bulgulara rağmen TKF grubunda tam olarak kemikleşmenin henüz gerçekleşmediği belirlendi (Şekil 47). Sığır kansellöz grefti uygulanan grupta ise, diğer gruplardaki iyileşmelere oranla kansellöz kemikte hızlı bir iyileşme izlenirken, kansellöz kemikte hücresel organizasyonun daha hızlı şekillendiği belirlendi. Genel olarak değerlendirildiğinde, tüm gruplarda kemik iyileşmesinin ilk fazı olan aktivasyon sürecinin postoperatif dönem 3. haftada histolojik olarak şekillendiği saptandı.

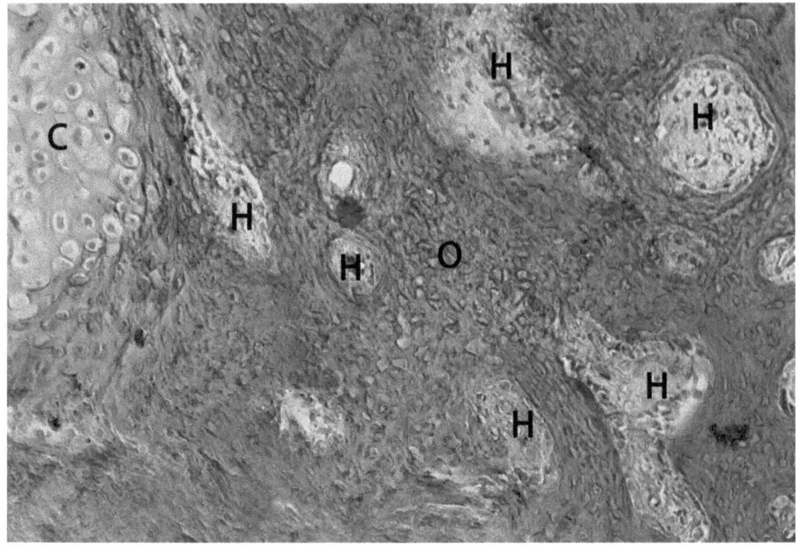

Şekil 46: 3. haftada alınan MBK grubuna ait histolojik görüntü (HEx40). **C;** kıkırdak dokuyu, **O;** kemikleşme alanını ve **H**; yeni oluşacak havers sistemlerinin oluşum alanlarını göstermektedir.

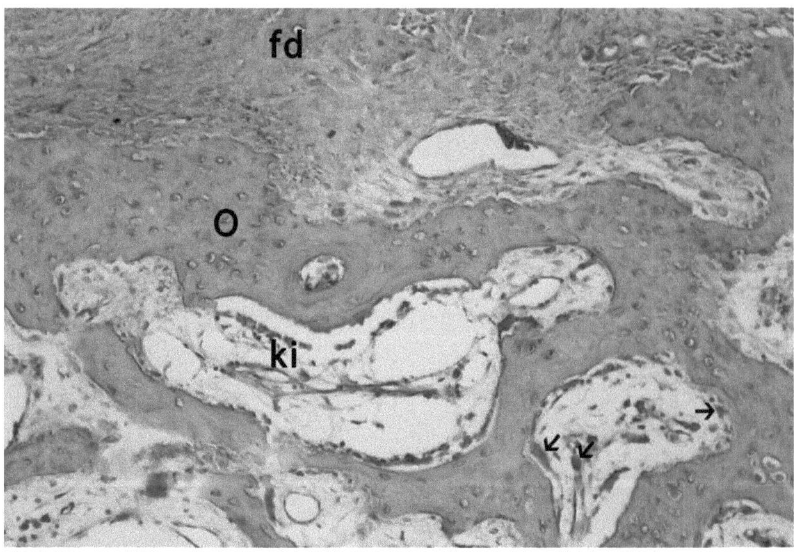

Şekil 47: 3. haftada alınan TKF grubuna ait histolojik görüntü (HEx40). **fd;** fibröz dokuyu **ki;** kemik iliğini, **O;** kemikleşme alanını ve **oklar;** osteoklast hücrelerini göstermektedir.

4.4.4. Postoperatif Dönem 4. Hafta Histolojik Bulguları

Postoperatif dönem 4. haftada deneklerden alınan kemik dokunun histolojik incelenmesinde, kontrol grubunda ve MBK grubunda osteokondral birleşmenin şekillendiği, kansellöz kemikte yeni kemik oluşumunun aktive olduğu, kortikal kemikte kemikleşme sürecinin başladığı ve yeniden yapılanan kemik dokuda kemik iliği boşluklarının oluştuğu görüldü (Şekil 48). Kansellöz kemikte görülen iyileşme bulgularının MBK grefti grubunda daha hızlı geliştiği belirlendi. Demineralize kemik matriksi uygulanan grupta, osteokondral birleşmenin şekillendiği ve kansellöz kemikte kemik yeniden yapılanmasının başladığı, ancak iyileşme süreci hızının, greft uygulanan diğer grupların 4 haftalık iyileşme süreçlerine oranla, daha yavaş ilerlediği görüldü. Trikalsiyum fosfat uygulanan grupta kemik iyileşmesinin ilerlediği, kansellöz ve kortikal kemikte organize olan yeniden yapılanan kemik oluşum kümelerinin bulunduğu gözlendi. Sığır kansellöz grefti uygulanan grupta ise, osteokondral birleşmenin yanısıra, kansellöz kemikte hızlı bir iyileşmeyi takiben şekillenen bir kompakt kemik iyileşme başlangıcı belirlendi. Genel olarak değerlendirildiğinde, histolojik olarak tüm gruplarda kemik iyileşmesinin rezorpsiyon fazının ileri düzeyde postoperatif dönem 4. haftada şekillendiği saptandı.

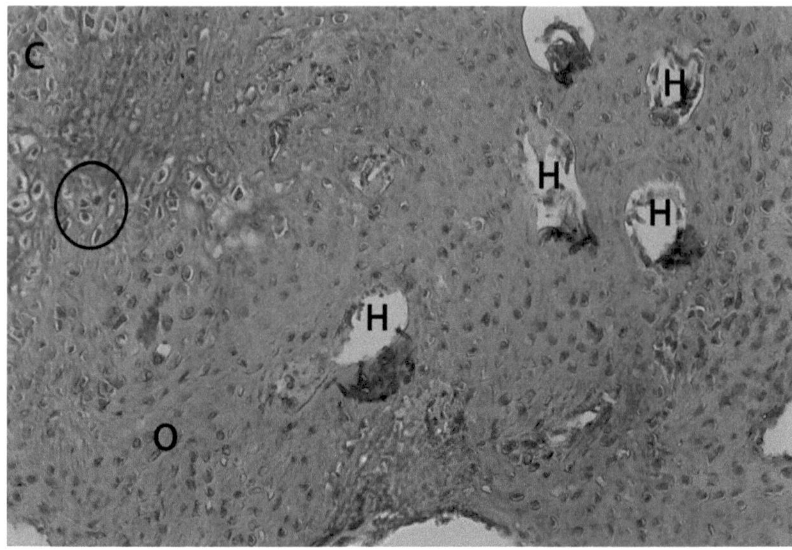

Şekil 48: 4. haftada alınan MBK grubuna ait histolojik görüntü (HEx40). **C;** kıkırdak dokuyu **O;** kemik dokuyu, **daire;** kıkırdak hücrelerini ve **H;** havers sisteminin şekillendiği alanları göstermektedir.

4.4.5. Postoperatif Dönem 6. Hafta Histolojik Bulguları

Postoperatif dönem 6. haftada deneklerden alınan kemik dokunun histolojik incelenmesinde, kontrol grubunda osteokondral birleşmenin devam ettiği, kansellöz kemikte osteositlere dönüşen kondrositlerin kemik oluşumu için organize olmaya başladığı ve kortikal kemikte kemikleşmenin başladığı gözlendi. Mürekkep balığı kemiği grefti grubunda, diğer gruplara oranla kemik iyileşmesinin oldukça ilerlemiş safhaya geldiği, kansellöz kemikte yeniden yapılanan bir kemik oluşumunun bulunduğu ve kortikal bölgede yüksek oranda kemik oluşumu belirlendi (Şekil 49). Demineralize kemik matriksi uygulanan grupta, osteokondral yapı şekillenirken, kansellöz kemikte hücresel aktivitede artış ve kortikal dokuda kemikleşmenin başladığı belirlendi. Gruplardan elde edilen postoperatif dönem 6. hafta histolojik bulguları topluca değerlendirdiğinde; SKG ve kontrol gruplarındaki iyileşme süreçlerinin birbirlerine paralel biçimde ilerleme gösterdiği, ancak bu ilerlemenin diğer gruplardan daha yavaş olduğu görüldü. Trikalsiyum fosfat uygulanan grupta kortikal ve kansellöz bölgelerde iyileşme oldukça hızlı bir şekilde ilerlerken, SKG uygulanan grupta 4. haftaya nazaran daha az miktarda kansellöz ve kortikal iyileşmenin şekillendiği gözlendi. Diğer gruplarla karşılaştırıldığında, kortikal kemikteki iyileşmenin SKG uygulanan grupta daha yavaş ilerlediği saptandı. Genel olarak değerlendirildiğinde, postoperatif dönem 6. haftada, MBK ve TKF grubunda kemik iyileşmesinin son fazı olan yeniden yapılanma sürecinin başladığı, diğer gruplarda bu sürecin daha yavaş olarak şekillendiği belirlendi.

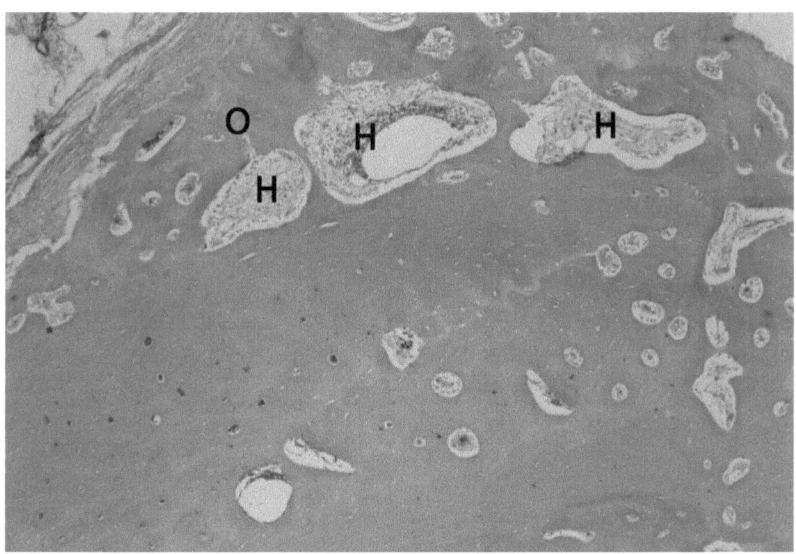

Şekil 49: 6. haftada alınan MBK grubuna ait histolojik görüntü (HEx40). **O;** yeniden yapılanan kemik dokuyu ve **H;** havers kanallarını göstermektedir.

4.4.6. Postoperatif Dönem 12. Hafta Histolojik Bulguları

Postoperatif dönem 12. haftada deneklerden alınan kemik dokunun histolojik incelenmesinde, kontrol grubunda osteokondral birleşme ve kansellöz kemikte kemik oluşumu yönündeki hücresel aktivenin devam ettiği gözlenirken, kortikal kemikte kemik iyileşmesinin büyük oranda gerçekleştiği belirlendi. Mürekkep balığı kemiği grefti grubunda altıncı haftaya oranla ilerlemiş miktarda kansellöz ve kortikal kemik iyileşmesi saptandı (Şekil 50). Demineralize kemik matriksi uygulanan grupta osteokondral birleşme ve kansellöz kemik oluşumunun sürdüğü, kortikal kemikte ise kemik iyileşmesinin süratli bir şekilde tamamlanmaya başladığı gözlendi (Şekil 51). Trikalsiyum fosfat uygulanan grupta kansellöz kemikte kemikleşmenin neredeyse tamamlandığı, kortikal kemikte çoklukla kemikleşmenin şekillendiği görüldü. Sığır kansellöz grefti uygulanan grupta kansellöz kemikte kemikleşmenin hızla ilerlediği ve kortikal bölgede kemikleşmenin büyük miktarda gerçekleştiği saptandı. Genel olarak değerlendirildiğinde, histolojik olarak postoperatif dönem 12. haftada, tüm gruplarda yeniden yapılanma sürecinin büyük ölçüde tamamlandığı belirlendi.

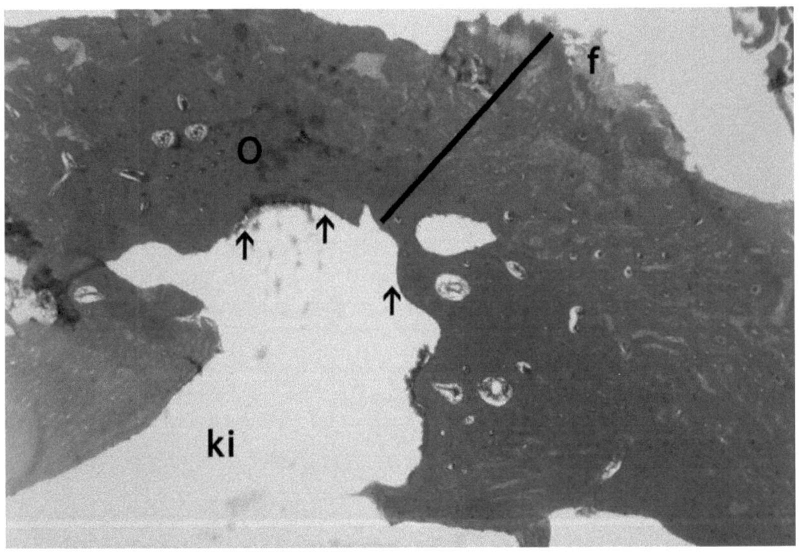

Şekil 50: 12. haftada alınan MBK grubuna ait histolojik görüntü (HEx40). **O;** yeniden yapılanan kemik dokuyu, **ki;** kemik iliğini, **f;** fibröz dokuyu, **çizgi;** kemikleşen bölgeyi ve **oklar;** kemik rezorbsiyon alanını göstermektedir.

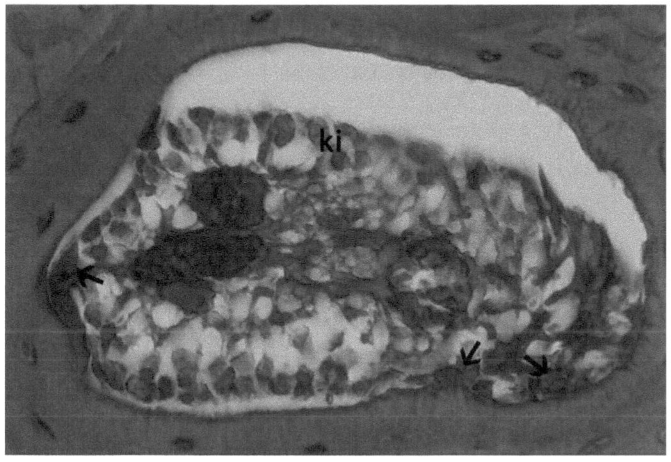

Şekil 51: 12. haftada alınan DKM grubuna ait histolojik görüntü (HEx60). **ki;** kemik iliğini ve **oklar;** osteoklast hücrelerini göstermektedir.

4.4.7. Postoperatif Dönem 24. Hafta Histolojik Bulguları

Postoperatif dönem 24. haftada deneklerden alınan kemik dokunun histolojik incelenmesinde, tüm gruplarda kırık iyileşme sürecinin sona erdiği ve kompakt kemik oluşumunun tamamlandığı görüldü. İyileşme sürecinin tamamlanmasına örnek olarak MBK ve TKF uygulanan gruplardan alınan defektli alanı kapsayan kemik dokuların 24 haftalık histolojik görüntüsü Şekil 52 ve Şekil 53'te verilmiştir.

Birleşmenin olmaması, fibröz birleşme, osteokondral birleşme, kemik birleşmesi ve kemik kalınlığının tümünde organizasyon gibi kriterler dikkate alınarak yapılan skorlama Kruskall-Walis testi ile analiz edildiğinde, 1. haftada gruplar arasında fark olmadığı (skor:1), 2. haftada SKG (skor:4) ile TKF (skor:4) grubunun ilk sıraya yerleştiği ve bunları MBK (skor:3) grubunun izlediği belirlendi. 3. haftada TKF (skor:8) grubunun büyük bir hızla birinci sıraya yerleştiği ve ikinci sırayı SKG (skor:5) ile MBK (skor:5) gruplarının paylaştığı gözlendi. 4. haftada TKF (skor:8) grubu yerini korurken, MBK (skor:7) grubunun ikinci sırada yer aldığı ve bunu SKG (skor:6) grubunun izlediği saptandı. 6. haftada TKF (skor:8) ve MBK (skor:8) gruplarının birinci sırada yer aldığı ve bunları DBM (skor:7) takip ettiği belirlendi. 12. haftada yapılan skorlamada kontrol grubu hariç (skor:7) tüm gruplar aynı düzeyde ve sırada (skor:8) kemik iyileşmesini sağlarken, 24. haftada tüm deneklerde aynı düzeyde (skor:18) kemik iyileşmesi şekillendiği gözlendi. (Şekil 54).

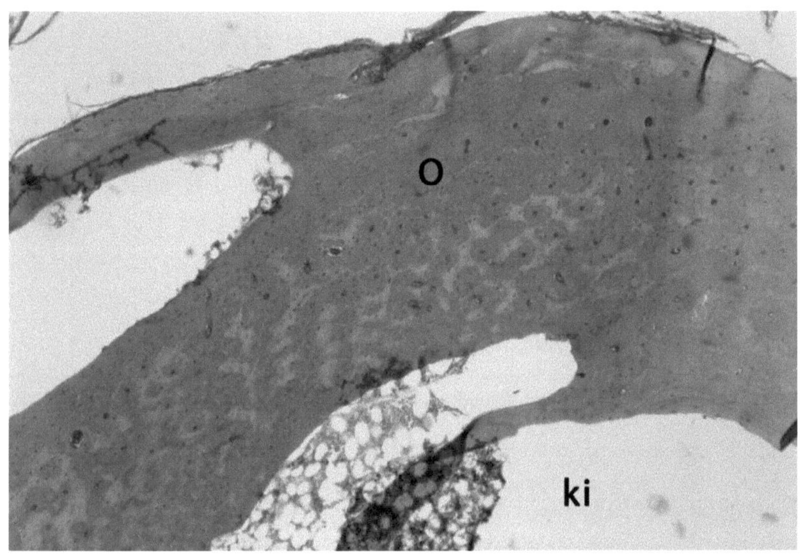

Şekil 52: 24. haftada alınan MBK grubuna ait histolojik görüntü (HEx40). **ki;** kemik iliğini, **O;** kemik dokuyu göstermektedir.

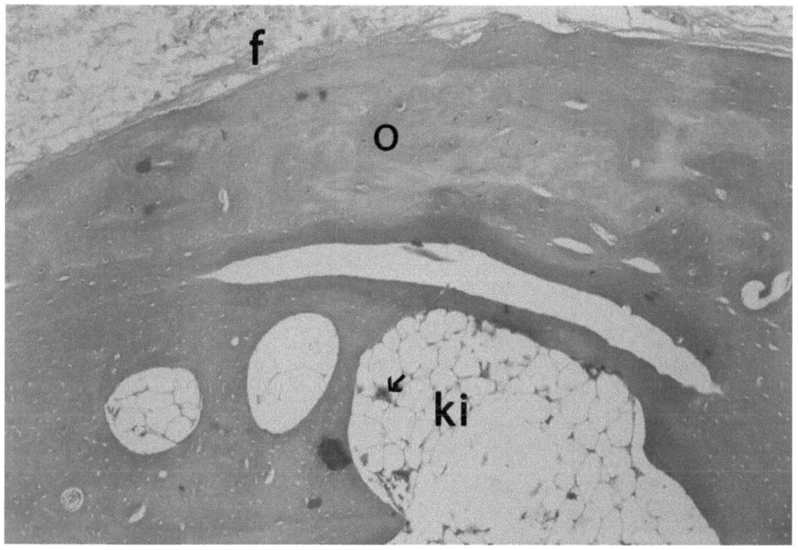

Şekil 53: 24. haftada alınan TKF grubuna ait histolojik görüntü (HEx40). **ki;** kemik iliğini, **O;** kemik dokuyu, **f;** fibröz dokuyu, **ok:** osteoklast hücresini göstermektedir.

Kontrol grubu ve greft uygulanan denekler postoperatif 1. 2. 3. 4. 6. 12. ve 24. haftalarda, sakrifiye edildikten sonra, greft materyalinin uygulandığı radius kemikleri alınarak histolojik incelemeler için Heamatoksilen-Eosin boya ile boyandı. Elde edilen verilerin Modifiye Heiple[301], Lane ve Sandhu histopatolojik skorlama sistemine göre skorlandırma tablosu ve histopatolojik skor grafiği Tablo 10 ve Şekil 54'te verilmiştir. Modifiye Heiple, Lane ve Sandhu histopatolojik skorlama sistemine göre yapılan skorlama, 24 haftalık postoperatif dönemi kapsayacak şekilde Kruskall-Walis testi ile analiz edildi ve ilk sırayı TKF uygulanan grubun oluşturduğu ve daha sonraki sıralamanın MBK, SKG, DKM ve Kontrol grubu şeklinde olduğu belirlendi.

Tablo 10: Histolojik verilerin Modifiye Hieple, Lane ve Sandhu histopatolojik skorlama sistemine göre puanlandırılması

İyileşme Süreci	İyileşen Bölge	Kontrol	Mürekkep balığı grefti	Demineralize kemik matriksi	Trikalsiyum fosfat	Sığır kansellöz greft
1. Hafta	Birleşme	1	1	1	1	1
	Kansellöz kemik	0	0	0	0	0
	Kortikal kemik	0	0	0	0	0
2. Hafta	Birleşme	1	2	1	2	2
	Kansellöz kemik	1	1	1	2	2
	Kortikal kemik	0	0	0	0	0
3. Hafta	Birleşme	2	2	2	3	2
	Kansellöz kemik	1	2	1	3	3
	Kortikal kemik	0	1	0	2	0
4. Hafta	Birleşme	2	2	2	3	2
	Kansellöz kemik	2	3	2	3	3
	Kortikal kemik	1	2	1	2	1
6. hafta	Birleşme	2	3	2	3	2
	Kansellöz kemik	3	3	3	3	3
	Kortikal kemik	1	2	2	2	1
12. hafta	Birleşme	2	3	3	3	3
	Kansellöz kemik	3	3	3	3	3
	Kortikal kemik	2	2	2	2	2
24. hafta	Birleşme	4	4	4	4	4
	Kansellöz kemik	4	4	4	4	4
	Kortikal kemik	10	10	10	10	10
Skor Toplamları		**42**	**50**	**44**	**55**	**48**

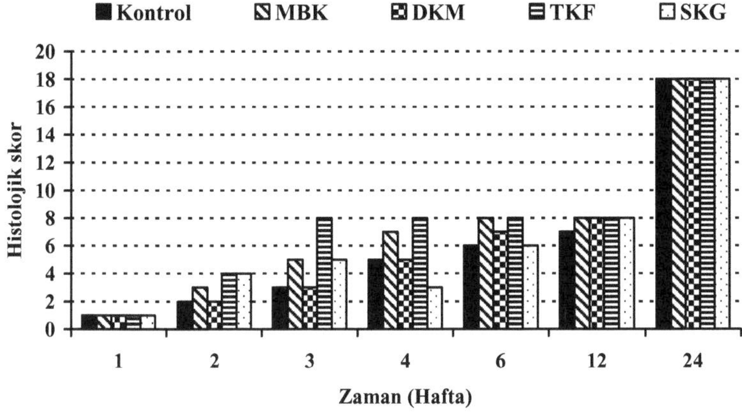

Şekil 54: Grupların zamana göre histolojik skor grafiği.

Zamana bağlı kemik iyileşmesi sürecinin histolojik olarak değerlendirilmesi ve elde edilen verilerin Kruskall-Wallis testi uygulanarak analizi sonucunda; iyileşmenin 24. haftaya kadar tüm gruplarda artarak sürdüğü ve tüm gruplarda bu sürecin 3 ve 4. haftalar ile 6. ve 12. haftalarda birbirine paralel seyrettiği belirlendi (Şekil 55).

Tüm gruplardan elde edilen radyografik ve histolojik skorlar arasındaki korelasyonu belirlemek için Pearson testi yapıldı. Korelasyon sonuçlarına göre (Şekil 56); ilk sırada MBK yer alırken (Şekil 57), TKF ve kontrol grubu birlikte ikinci sırayı aldı, sonraki sıralamanın SKG ve DKM grupları şeklinde olduğu görüldü (Tablo 11).

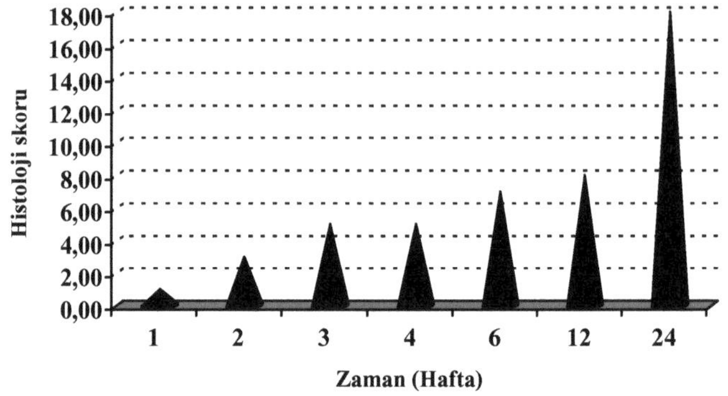

Zaman etkisi, $P < 0.0001$, OSH = 0.46, n = 5

Şekil 55: Kemik iyileşmesinin zamana bağlı değişimi.

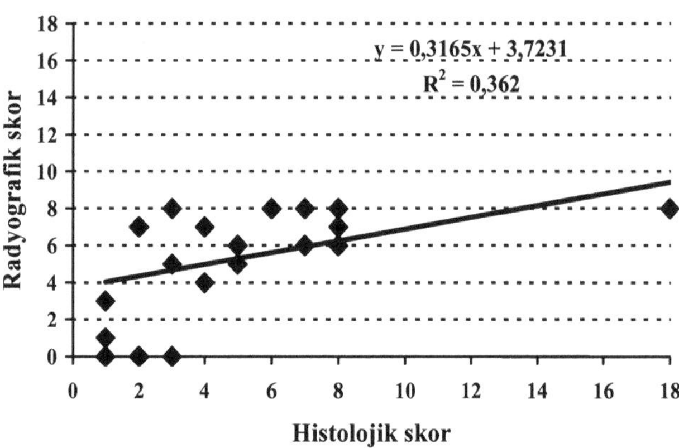

Şekil 56: Radyografik skor ile histolojik skor arasındaki korelasyon.

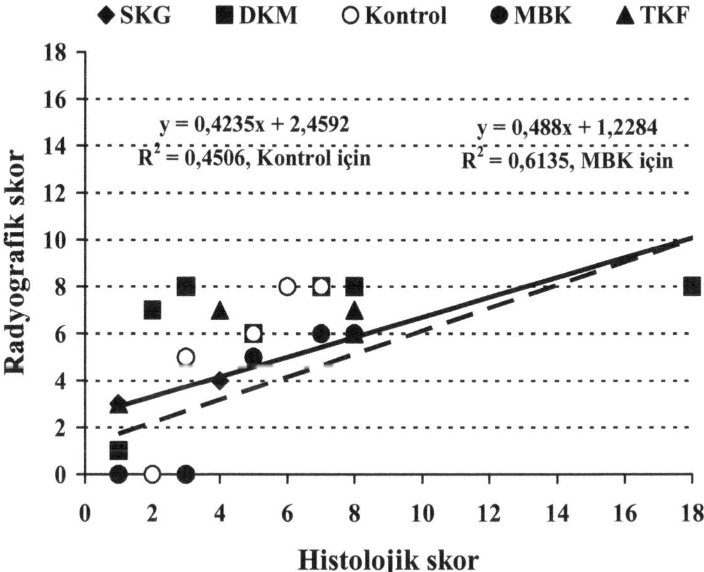

Şekil 57: Radyografik skor ile histolojik skor arasındaki korelasyonda MBK ve kontrol grubunun grafiği.

Tablo11: Histoloji ve radyografi skorları arasındaki korelasyon.

Grup	Histoloji ve radyoloji skorları arasındaki korelasyon (*r*)
MBK	0,78
Kontrol	0,67
TKP	0,67
SKG	0,56
DKM	0,49

5.TARTIŞMA

Kemik defektlerinin yeniden yapılanmayla iyileşmesi, üzerinde çok sayıda çalışma yapılmış ve halen araştırılmakta olan bir konudur. Araştırmalarda deneysel oluşturulan defektlere tek ya da farklı sayıda, farklı greft materyalleri uygulanmakta ve elde edilen sonuçlar, kontrol grubu verileriyle kemik iyileşmesi açısından karşılaştırılmaktadır[302-305]. Organik materyaller kullanılarak yapılan karşılaştırmalı çalışmalar otogreft, allogreft ve ksenogreftlerle gerçekleştirilmektedir.

Ortopedi cerrahide kullanılmak üzere otojen greft yerini tutabilecek pek çok yeni ürün piyasaya sürülse de, bunların önemli bir bölümünün yerinde kullanımını destekleyecek yeterli veri ve geniş kapsamlı araştırma bulunmayışı bir gerçektir. Son yıllarda ticari olarak üretilen birçok kemik greft materyali piyasaya sunulmuştur. Ancak bu materyallerin kullanımı ve etkinlikleriyle ilgili geniş kapsamlı çalışmalar bulunmamaktadır[33]. Kemik defektleri onarımında kullanılan ve altın standart olarak nitelendirilen otogreftlerin[9,12,306,307], kemik defekti onarımında etkin bir çözüm olmasıyla birlikte, sınırlı miktarda elde edilebilmesi, ek bir cerrahi girişime ihtiyaç duyulması ve kemik iyileşmesi süresinin uzaması gibi dezavantajları bulunmaktadır[34,308]. Allogreft kullanımı ise, hastalık taşıma riski ve yapılan sterilizasyon işlemleriyle greft özelliklerini kaybetme gibi sorunlara sahiptir. Kemik otogreft ve allogreftlerinin sayılan dezavantajları, otogreft ve allogreftlere alternatif olmak üzere, çeşitli organik veya inorganik-sentetik materyallerin, kemik grefti olarak etkinliklerinin belirlenmesi amacıyla deneysel araştırmalar yapılmasına yol açmıştır. Demineralize kemik matriksi, seramik matriksler, koral greftler ve bioaktif camlar, kemik iyileşmesindeki etkinlikleri ve değerleri halen daha araştırılmakta olan materyallerdir[14,130,190,309-312]. Otogreft ve allogreftlerin sahip olduğu dezavantajlar nedeniyle, araştırmacıların yöneldiği değişik kökenli materyallerden elde edilen alternatif kemik greftleri üzerine araştırmaların halen sürdürülüyor olması nedeniyle, yapılan çalışmada, günümüz beşeri ortopedi rutininde kullanılan demineralize kemik matriksi (DKM), sığır kansellöz greft (SKG), trikalsiyum fosfat (TKF) ve yeni bir kemik ksenogreft materyali olan mürekkep balığı kemiği (MBK) kemik grefti olarak kullanıldı. Çalışmamızda, tavşanlarda deneysel olarak oluşturulan kemik defektlerinde şekillenen kemik iyileşmesindeki etkinliklerinin karşılaştırılması amacıyla içerdiği yüksek hidroksi apatit (HA) nedeniyle yeni bir kemik ksenogrefti olarak MBK, yangısal reaksiyon oluşturmaksızın hızlı bir şekilde greft-kemik birleşmesini sağlaması[309], osteojenik aktivasyonunun yüksek olması ve osteogenezisi hızlandırması nedeniyle DKM[313-315], yeni kemik oluşumu için kemik indüksiyon faktörlerini taşıması ve osteogenezisi aktive etme özelliği nedeniyle SKG[188], yavaş kemik rezorbsiyon fazının klinik olarak iyileşme süresini uzatmasının dezavantaj olarak kabul edilmesi nedeniyle yavaş rezorbe edilen formu yerine, fazla poröz yapıya sahip olduğu için, hızlı rezorbe edilebilen[204] TKF kullanıldı.

Kırık iyileşmesi çalışmalarında, uygulanan yöntemlerle daha kısa zamanda ve daha güçlü yeni kemik dokusu oluşturulması amaçlanmakta[95,164] ve bu yöntemlerin etkinliğini belirlemek amacıyla, çeşitli hayvan modellerinden yararlanılmaktadır. Ortopedi ve travmatoloji çalışmalarında deney hayvanı olarak daha çok kobay, fare, rat, tavşan, köpek ve maymunlar kullanılmaktadır[316]. Kırık iyileşmesi modellerinde ise en çok rat, tavşan ve köpekler deney hayvanı olarak tercih edilmektedir. Ancak, kemirgenlerin iskelet sistemlerinde Havers kanallarının bulunmaması ve kırık hattında remodelasyon işleminin farklı seyretmesi nedeniyle, Havers sistemi remodelasyonunu araştırmak için, tavşan ve köpeklerin daha uygun deney hayvanı modeli oldukları bildirilmektedir[317]. Ortopedik çalışmalarda kullanılan deney hayvanı iskelet olgunluğuna ulaşmış olmalıdır ve bu süre tavşanlar için en az 6 aydır[318]. Elde edilebilme ve barındırma şartlarının kolaylığı gibi nedenlerin yanı sıra, tavşanların primatlardan daha üstün osteojenik potansiyele sahip olması[84,319] ve kemik iyileşmesinin son aşaması olan remodelasyon sürecinde Havers kanallarının belirlenebilmesi amacıyla, araştırmada deney hayvanı olarak, iskelet olgunluğuna ulaşmış 1 yaşlı, 105 adet erkek Yeni Zelanda tavşanı kullanıldı.

Deneysel olarak kaviter defekt oluşturulduktan sonra, oluşturulan kırık bölgesinde kemik iyileşmesini inceleyen çok sayıda çalışma bulunmaktadır. Kemik iyileşmesi için deneysel modeller oluşturulmasındaki en önemli konu, kritik defekt ölçüsünün belirlenmesidir[14,47,320]. Kemikte spontan olarak iyileşmesi mümkün olmayan en küçük defekt büyüklüğü kritik defekt büyüklüğü olarak tanımlanır[39]. Literatür veriler incelendiğinde, birçok araştırmacının farklı deney hayvanlarında farklı çapta defekt oluşturarak çok sayıda araştırma yaptıkları belirlenmiştir[7,188,303,304,321,322]. Oğurtan ve ark.[323] deneylerinde köpek radiuslarında 5 mm çaplı 5'er tane defekt oluşturmuş ve 2, 4, 6, 8 ve 12 haftalarda kırık iyileşmesini incelemişlerdir. Öztürk ve ark.[309] çalışmalarını rat radiuslarında 5 mm çaplı defekt oluşturarak dizayn etmişlerdir. Cacchioli ve ark.[324]'nın 2006'da yaptıkları araştırmada, tavşan tibialarındaki kritik defekt büyüklüğü 6-8 mm arasındadır. Lima ve ark.[325], tavşan radiuslarında 2 mm çaplı defektler oluşturup, kemik iyileşme süreçlerini izlemişlerdir. Emami ve ark.[326] yaptıkları çalışmada, tavşan radius kemiklerinde 5 mm çaplı defektler oluşturarak, kemik greftlerini bu alanlara doldurup kırık iyileşmesini takip etmişlerdir. Okumuş ve Yıldırım[49], 2005 yılında femur proksimal ve distal metafizlerinde deneysel olarak 5 mm çaplı defektler oluşturarak kemik iyileşmesini araştırmışlardır. Araştırmamızda deney hayvanı olarak kullanılan 105 adet, 1 yaşlı, erkek Yeni Zelanda tavşanı, her birinde 21 tavşan olmak üzere 5 gruba ayrıldı ve tüm gruplarda her iki radius proksimal metafizinde 5 mm çaplı ve ortalama 3 mm derinlikte defekt oluşturularak, ilk 4 grupta (n=21) tavşanlar için kemik ksenogrefti olan DKM, TKF, SKG ve yeni bir ksenogreft materyali olan MBK ile dolduruldu. Beşinci gruptaki deneklerde oluşturulan 5 mm çaplı ve ortalama 3 mm derinlikteki unikortikal defektlere herhangi bir uygulama yapılmadı ve bu grup kontrol grubu olarak değerlendirilmeye alındı.

Greft uygulanan defektlerde kemik iyileşmesini değerlendirmek için yapılan çalışmalar, postoperatif dönem değerlendirmeleri için 4 hafta ile 6 ay arasında değişen zaman aralıklarında gerçekleştirilmiştir[49,327-330]. Kemik iyileşmesinin, hayvanın yaşına, organizmanın genel durumuna, lokal ve genel faktörlere, kırık şekline ve uygulanan sağaltım yöntemine bağlı olarak, ortalama 24 haftada tamamlandığı bildirilmektedir[331,332]. Deneysel olarak oluşturulan kemik defektlerinde farklı ksenogreft materyalleri kullanılarak yapılan çalışmalar incelendiğinde; MBK'nin ksenogreft olarak kullanıldığı tek invivo çalışma[49]' nın, sadece postoperatif dönem 4 hafta süresince elde edilen bulgu ve sonuçları kapsadığı saptandı. Deneysel olarak oluşturulan 5 mm çaplı unikortikal defektler, ilk 4 grupta DKM, TKF, SKG ve MBK ile dolduruldu ve 5. gruptaki (n=21), deneklerde oluşturulan defektlere herhangi bir uygulama yapılmadı. Kontrol grubu da dahil olmak üzere tüm denekler klinik, radyolojik, biyokimyasal ve histolojik bulgular eşliğinde, postoperatif dönem 24 hafta süresince kemik iyileşmesi yönünden değerlendirildi.

Deneysel olarak oluşturulan kemik defektlerinin spontan olarak iyileşmemesi ve kemik iyileşmesinin defekte uygulanan sağaltım yöntemi ile sağlanması gerektiği bildirilmekle[14,47,320] birlikte, yapılan literatür taramalarında tavşanlarda radius kemiği proksimal metafizi için standart kritik defekt ölçüsü belirlenmesi için dizayn edilmiş bir çalışma ile karşılaşılmamıştır. Tüm gruplarda her iki radius proksimal metafizinde 5 mm çaplı ve ortalama 3 mm derinlikte unikortikal defekt oluşturularak gerçekleştirdiğimiz araştırmamızda, postoperatif dönem 6. haftada alınan radyografilerde kontrol grubundaki tüm deneklerde %100 kemik oluşumu, iki denekte radyografik kemik birleşmesi ve bir denekte olası kemik birleşmesi saptandı. Bu nedenle, farklı çaplarda defektler oluşturularak postoperatif dönem 24 haftalık takip sonuçlarının radyolojik ve histolojik bulgular eşliğinde saptandığı yeni bir çalışmayla, tavşanların radius proksimal metafizinde kritik defekt ölçüsünün belirlenmesi gerektiği kanısına varıldı.

Gerold ve Eyrich[333] yaptıkları çalışmada, CO_2 lazerle yapılan osteotomide ortalama 1,88°C'den az sıcaklık artışı, Er-YAG lazerle yapılan osteotomide ortalama 3,3°C sıcaklık artışı, tur motoru ve frezle yapılan delme işleminde ortalama 1.43°C sıcaklık artışı saptamışlardır. Literatür veriler doğrultusunda, ürettiği sıcaklığın daha az olması nedeniyle çalışmamızda da tüm gruplarda radius metafizinde unikortikal kemik defekti oluşturmak için frez kullanıldı ve frezin kullanımı sırasında olası lokal kemik nekrozunu engellemek amacıyla, defekt oluşturulan bölgeye ameliyathane sıcaklığında steril serum fizyolojik damlatıldı. Yapılan uygulama sonucunda, defekt oluşturulması sırasında ve sonrasında kemik iyileşmesini engelleyecek, kemik nekrozuna bağlı radyografik ya da histolojik incelemelerde lokal sekester varlığı ya da klinik olarak genel durum bozukluğu şekillenmediği gözlendi.

Deneysel olarak kırık iyileşmesi modeli oluşturulurken, kortikal kemiğin beslenmesinin 2/3'ünün kemik iliğindeki nutrisyonel damarlardan sağlanması nedeniyle, osteotomi sırasında kemik iliğine zarar vermeden, yalnızca kompakt kemikte kemik bütünlüğünü bozacak şekilde defekt oluşturularak işlem yapılması gerektiği bildirilmektedir[334]. Literatür veriler doğrultusunda, araştırmamızda tavşanlarda radius proksimal metafizlerinde 5 mm çaplı, 3 mm derinlikte unikortikal defekt oluşturularak farklı kemik ksenogreftlerinin kemik iyileşmesi üzerine etkileri klinik, radyolojik, biyokimyasal ve histolojik olarak incelendi.

Yapılan çalışmalarda, kemik defekti iyileşmesinin radyolojik değerlendirilmesinde "modifiye Lane and Sandhu[59] skorlama sistemi", histolojik değerlendirmesinde ise modifiye Heiple[301], Lane and Sandhu skorlama sistemi" kullanıldığı saptandı[335,336]. Çalışmamızda da radyografik değerlendirmeler için modifiye Lane and Sandhu[59] skor sistemi, histolojik değerlendirme için modifiye Heiple[301], Lane and Sandhu skor sistemi kullanıldı ve elde edilen verilere Kruskall Wallis analiz testi uygulandı. Elde edilen radyolojik ve histolojik skorlamaya ait Kruskall Wallis analiz testi verileri, karşılaştırılması yapılan ksenogreftlerin kemik iyileşmesine olan katkıları açısından etkinliklerinin belirlenmesi ve sıralamalarının yapılabilmesi için, Pearson korelasyon testi ile değerlendirildi.

Yapılan kaynak taramalarında, MBK ile daha çok in vitro çalışmaların gerçekleştirildiği, bu çalışmaların da MBK'nin kolay ve ucuz olarak elde edilebilmesi, morfolojik özellikleri nedeniyle kolay biçim verilebilmesi, içerdiği mineral yapının diğer tür canlı kemik kompozisyonlarıyla uyumlu olması, kolayca işlenerek HA elde edilmesi ve osteoindüktif kapasitesinin yüksek olması konularına yoğunlaştığı gözlendi[230,236,240,244].

Ticari olarak üretilen HA ve kalsiyum fosfat bileşikleri gibi birçok kemik greft materyali piyasaya sunulmuştur. Ancak bunların kullanımı ve etkinlikleriyle ilgili geniş kapsamlı çalışmalar bulunmamaktadır[33]. Yapısında yüksek oranda HA bulunması nedeniyle MBK ve TKF'ın ikisinin de çalışmamızda karşılaştırılarak araştırılması, yüksek oranda HA içeren MBK'nin greft materyali olarak kullanıp, kemik iyileşmesine olan katkısının belirlenmesi amacıyla yapılacak diğer çalışmalara yön vereceği kanısına varıldı.

Mürekkep balığı kemiğinden hidrotransformasyon yoluyla HA elde edilebileceği, elde edilen HA'in implant olarak kullanımının sağlayacağı avantajlar ve MBK'nden HA'in yanı sıra TKF'ın da sentezlenebildiği ve MBK HA-aragonit oranının 1/1.2, TKF-aragonit oranının 1/1.4 olarak saptanması nedeniyle, MBK'nin TKF seramiği sentezi için yeterli bir materyal olduğu bildirilmektedir[236]. MBK'nden TKF sentezlenen başka bir araştımaya ulaşılamamıştır, MBK'nden sentezlenerek elde edilen TKF'ın kemik grefti olarak kullanılması ve klinik sonuçları hakkında bilgi bulunamamıştır. Dental implantların, Florapatite (FA) ve MBK'nden elde edilen HA ile kaplanılması ile gerçekleştirilen bir in vitro karşılaştırmalı çalışmada, kullanılan bütün implantların kemik oluşumuna aynı düzeyde etki ettiği ve FA ile HA'in birbirleriyle ve osteoblastlarla yüksek düzeyde uyumluluk gösterdiği için, FA ile HA'in kombine halde implant kaplanmasında kullanılabileceği bildirilmiştir[246]. Karşılaşılan literatür bilgiler, MBK'nin kemik grefti materyali olarak kullanılması üzerine yoğun bir şekilde in vitro çalışmaların yapılmasına rağmen, henüz yeterli in vivo çalışma sonuçlarının bulunmadığını göstermektedir. Bu nedenle in vivo olarak gerçekleştirdiğimiz postoperatif uzun dönem sonuçları içeren çalışmamızın, alınan ilk uzun dönem sonuçları olarak klinik, radyografik, biyokimyasal ve histolojik olarak geniş kapsamlı bir şekilde kemik iyileşmesinin verilerini göstermesi nedeniyle literatüre önemli bir katkıda bulunacağı düşünülmektedir.

Mürekkep balığı kemiğinin, %1.4 insoluble asit, % 2.3 nem içeriği, %8.9 organik kökenli içerik, %85 kalsiyum karbonat şeklindeki kalsiyum, %0.42 magnezyum karbonat şeklinde magnezyum, 63 mg/kg potasyum, 8,300 mg/kg total Kjeldahl azot, 20 mg/kg total fosfat'tan oluşan bir kompozisyona sahip olduğu bildirilmektedir[242]. Mürekkep balığı kemiğindeki HA içeriğinde karbonat iyonları kadar, F, Mg, K ve Na gibi diğer mineral iyonları da çok yaygın olarak bulunmaktadır[231,241]. İnsan ve hayvan iskelet kemiklerinde ise kalsiyum oranı %99'dur[243,244]. Mürekkep balığı kemiği ve insan ulna kemiği Na, Mg, K ve Ca mineral konsantrasyonları ölçülerek yapılan karşılaştırmalı bir araştırmada, MBK mineral miktarlarının insan kemiği ile benzer olduğu saptanmış ve insanlarda ulna defektlerinde kaynamanın sağlanması için MBK'nin greft olarak kullanılabileceği belirtilmiştir[245]. Yapılan kaynak taramalarında MBK'nin kemik ksenogrefti olarak kullanıldığı sadece bir in vivo çalışma ile karşılaşılmış, bu çalışmanın da postoperatif dönem sadece 4 haftalık klinik, sintigrafik ve histolojik bulguları kapsadığı gözlenmiş, MBK'nin rutinde kullanılan diğer kemik greftleri ile rekabet edebilecek kadar osteokondüksiyon ve osteogenesis özelliklerine sahip olduğunun bildirildiği saptanmıştır[49]. Elde edilen literatür veriler ışığında, çalışma MBK'nin de içinde bulunduğu farklı kemik ksenogreftlerinin uygulanması sonucunda şekillenecek kemik iyileşmesinin karşılaştırılması amacıyla in vivo olarak gerçekleştirildi. Araştırmamızda, kullanılan tüm ksenogreftlerin kemik iyileşmesine olan katkılarının uzun dönem sonuçlarının alınması amacıyla, postoperatif izleme süresi 24 hafta olarak belirlendi. Postoperatif dönem 24 hafta süreyle greft uygulanan defektli alanda şekillenen kemik iyileşmesi, klinik, radyolojik, biyokimyasal ve histolojik bulgular açısından karşılaştırıldı ve MBK'nden hazırlanarak kemik defektine uygulanan yeni ksenogreft materyalin, halen beşeri rutinde yaygın olarak kullanılan greftlere kemik iyileşmesi açısından bir alternatif olup olamayacağı araştırıldı.

Yapılan çalışmalar, kemik doku revaskülarizasyonu ve yapılanması için kemik grefti por çaplarının 200-500 μm arasında olması gerektiğini göstermiştir[239,240]. Mürekkep balığı kemiğinin % 90'ı porözdür, poröz materyaller vaskülarizasyon ve sıvı alışverişini kolaylaştırdığından, konakçı doku ile fiziksel bağlantıya izin verir[231]. Rocha ve ark.[237] 2006 yılında yaptıkları araştırmayla, MBK'nin HA çatısı oluşturmak için, hidrotermal olarak transforme edilebilen, doğal biyolojik orjinli ve osteoblast davranışlarına çok uyumlu bir yapıda olduğunu göstermişlerdir. Mürekkep balığı kemiği yapısındaki 200-600 μm çapındaki porlar, kemik doku yeniden yapılanması ve vaskülarizasyon gibi biyolojik aktiviteler yönünden greft birleşmesinde ideal olarak nitelendirilen büyüklüktedir[237]. Literatür verilerde deniz mercanlarının da kemik iyileşmesi için ideal por büyüklüğünde olduğu, MBK ile benzer kimyasal yapıya sahip olduğu ancak, deniz mercanlarına göre, MBK'nin tüm dünya denizlerinden daha kolay elde edilmesinin büyük bir avantaj olduğu belirtilmiştir[337]. Kemik iyileşmesi yönünden denekleri postoperatif 24. haftaya kadar incelediğimiz çalışmada, pet shoptan kolay ve ucuz olarak elde edilebilen bir materyal olan MBK'nin, tavşan osteoblastları ile uyumlu olarak çalıştığı, histolojik olarak MBK greftinin konakçı kemik doku ile 2. haftada birleştiği, yeni kemik oluşumu bakımından aktivasyon sürecinin 3. haftada şekillendiği, 4. haftada kemik iyileşmesinin rezorpsiyon fazının ileri düzeyde olduğu, 6. haftada diğer gruplara oranla, MBK grubunda kansellöz kemikte yeniden yapılanan bir kemik oluşumu ile karakterize kemik iyileşmesinin oldukça ilerlemiş aşamada bulunduğu ve kortikal bölgede yüksek oranda kemik oluşumu şekillendiği ve 12. haftada kemik yeniden yapılanma sürecinde ileri safhaya gelindiği ve kemiğin yeniden yapılanmasının 24. haftada tamamlandığı görüldü. Bu bulgunun, literatür verilere paralel olarak MBK'nin 200-600 μm çapındaki porları sayesinde, özellikle 6 haftalık bulgularda belirtildiği gibi diğer gruplardan daha hızlı revaskülarizasyona olanak sağlaması ve böylece kemik doku yeniden yapılanmasına daha fazla katkıda bulunmasıyla gerçekleştiği düşünüldü. Kemik iyileşmesine olan katkıları çok sayıdaki çalışma ile gösterilmiş olan ksenogreftleri kullandığımız çalışmada, MBK'nin diğer ksenogreftler ile rekabet edecek kadar kemik iyileşmesine katkıda bulunduğu gözlendi.

Mürekkep balığı kemiğinde lameller S şeklinde ve çapraz dizilmişlerdir[234]. Lamelli yapıların bu şekildeki dizilimi, travmaya karşı maksimum direnç sağlamaktadır[235]. Yapılan deneysel karşılaştırmalı araştırma, uygulanan farklı kemik ksenogreftlerinin 24 hafta süreyle kemik iyileşmesine yaptıkları katkı ve etkinliklerinin klinik, radyolojik, biyokimyasal ve histolojik olarak saptanması amacıyla gerçekleştirildi. Yeni bir ksenogreft materyali olmasına rağmen, MBK'nin tavşanlarda uygulandığı unikortikal greft yatağı ile yüksek oranda biyouyumluluk gösterdiği, alerjik ya da red reaksiyonu oluşturmadığı ve osteogenezisi uyarma özelliğinin bulunduğu saptandı. Mürekkep balığı kemiğinin S şeklinde ve çapraz dizilmesiyle, uygulandığı greft yatağında travmaya karşı sağladığı direnç derecesini belirlemek ve oluşan direnci diğer ksenogreftlerle karşılaştırmak için, biyomekanik testleri de kapsayan kısa ve uzun postoperatif dönem deneysel araştırmaların yapılması gerektiği kanısına varıldı.

Literatür taraması yapıldığında, MBK'nin kemik grefti olarak kullanıldığı tek in vivo araştırmanın Okumuş ve Yıldırım[49] tarafından gerçekleştirildiği belirlenmiştir. Bu çalışmada denekler postoperatif dönem 4 hafta süresince değerlendirilmiş ve histolojik olarak osteoblastik aktivite yönünden yapılan skorlama ile sıralama, SKG, MBK, TKF ve DKM şeklinde saptanmıştır. Çalışmamızın ilk 4 haftalık radyografik ve histolojik skorları incelendiğinde; ilk sırada MBK grubunun yer aldığı, daha sonraki sıralamanın TKF, kontrol, SKG ve DKM grupları şeklinde olduğu belirlendi. Yapılan kısa dönem çalışma sonuçları ile çalışmamızın aynı dönem sonuçları karşılaştırıldığında; MBK'nin postoperatif 4 hafta sonunda bile rutinde kullanılan diğer kemik ksenogreftlerini geçerek ilk sıraya yerleşmesinin, MBK kemik ksenogreftinin diğer kemik ksenogreftlerinden daha yüksek osteogenezis ve osteoindüksiyon özellikleri taşımasından kaynaklandığı kanısına varıldı.

Mürekkep balığı kemiğinin kemik ksenogrefti şeklinde kullanılarak geçekleştirilen tek in vivo çalışmada, tavşanlarda 5 mm çapında unikortikal defekt oluşturulup postoperatif dönem sadece 4 haftalık klinik, sintigrafik ve histolojik bulguların sonucunda, MBK'nin rutinde kullanılan diğer kemik greftleri ile rekabet edebilecek kadar osteokondüksiyon ve osteogenezis özelliklerine sahip olduğu bildirilmektedir[49]. Kemik defektlerinin onarımında ortopedik cerrahide sıklıkla kullanılan ksenogreftleri, yeni bir kemik ksenogrefti olan MBK ile karşılaştırarak 24. haftaya kadar klinik, radyolojik, biyokimyasal ve histolojik olarak kemik iyileşmesini incelediğimiz araştırmamızda, MBK'nin verilen literatür bilgisiyle paralel olarak, kemik iyileşmesine en çok katkıda bulunan ksenogreft olduğu belirlendi. MBK'nin diğer ksenogreftlere göre daha fazla osteoindüksiyon ve osteogenezis özelliğine sahip olduğu ve bu nedenle de diğer ksenogreftlerin yerine tercih edilebileceği düşünüldü.

Bloemers ve ark.[338] travma sonucu oluşan kemik defektlerinde kalsiyum fosfat içerikli greftlerin kullanımını araştırmışlar, kalsiyum fosfatın yüksek biyouyumluluğu ve başarılı osteogenezisi ile tercih edilen en önemli greft grubu olduğunu belirtmişlerdir. Yaptığımız çalışmada klinik, radyografik, biyokimyasal ve histolojik veriler incelendiğinde, TKF kemik greftinin MBK greftinden sonra yüksek biyouyumluluğa ve osteogenezise sahip olduğu belirlendi. Ancak MBK'nin daha yüksek derecede osteogenezisi uyardığı görüldü. TKF ve MBK yapısında yüksek oranda bulunan HA'in seramik gruplar adı altında incelenmesine rağmen kemik grefti olarak kullanılan TKF sentetik olarak üretilmektedir. Çalışmamız sonucunda MBK'nin TKF grubundan daha fazla osteogenezisi uyarmasının, MBK'nin yapısında bulunan HA'in doğal orijinli olmasından kaynaklandığı düşünüldü.

Kemik ksenogreft materyallerinin antijeniteleri allogreftlerden fazladır. Tek başlarına osteogenezise katılmazlar ve kemik formasyonunun uyarılmasında zayıf etkiye sahiptirler[180]. Ancak, allogreft kullanımının, hastalık taşıma riski ve yapılan sterilizasyon işlemleriyle greft özelliklerini kaybetme gibi dezavantajları bulunmaktadır[300,312]. Çalışmada kullanılan tüm greftler tavşanlar için ksenogreft özelliği taşımaktadır. Kullanılan ksenogreftlere immun sistem reaksiyonlarını baskılayarak, red reaksiyonunu maskeleyebilecek hiçbir taşıyıcı madde eklenmedi ve peri ya da postoperatif dönemde hiçbir immunsupresif ilaç uygulaması yapılmadı. Olası red reaksiyonlarının saptanabilmesi amacıyla, tüm ksenogreft uygulanan denekler lokal ve genel klinik bulgular açısından değerlendirildi. Postoperatif dönem 7. güne kadar günlük olarak, 2. 3. 4. 6. 12. ve 24. haftalarda sakrifikasyon öncesi deneklerin beden sıcaklığı, kalp atım sayısı ve solunum sayısı ölçüldü. Araştırmamızın hiçbir aşamasında klinik, radyolojik ya da histolojik olarak lokal red reaksiyonu bulgusu ya da genel klinik bulgu belirlenmedi. Literatür verinin aksine, kullanılan tüm ksenogreftler gibi MBK'nin de red reaksiyonu oluşturmaksızın kemik iyileşmesini sağladığı görüldü. Kullanılan kemik ksenogreft materyallerinin sahip oldukları konakçı doku ile çabuk birleşme, osteoindüksiyon ve osteokondüksiyon özelliklerinin yüksek olması nedeniyle ve bu özelliklerin yanı sıra MBK'nin daha kolay ve ucuz elde edilerek red reaksiyonu oluşturmadan çeşitli nedenlerle oluşabilen kemik defektlerinin onarımında karşılaştırması yapılan diğer ksenogreftlere göre daha avantajlı bir alternatif ksenogreft materyali olduğu düşünüldü.

Hızlı osteoindüktif aktivite gösteren materyallerde, rezorbsiyonun yavaş olması istenilen bir özellik olmayıp, bu materyallerin yeni kemik oluşumunu etkili bir şekilde artırarak, kısa sürede yerini yeni kemiğe bırakması ortopedi ve travmatoloji alanında istenen bir özelliktir[59,339]. Hızlı rezorbe edilen bir materyal olan TKF, kemik grefti olarak bilinen en eski kalsiyum fosfat bileşiğidir.

Granüler veya blok tarzında, solid ya da porlu yapıda hazırlanmışlardır. Sıkıştırma ve gerilme kuvvetlerine direnci spongiyöz kemik ile hemen hemen aynıdır[340]. Trikalsiyum fosfatın porlu yapısı spogiyöz kemiğin trabeküler yapısını taklit etmektedir. Bu greftin yapısındaki küçük porlar kemik şekillendiren hücrelerin, besinlerin, büyüme faktörlerinin, kapillar damarların ve rezorpsiyon yapan fagositik hücrelerin araya girmesine izin verir[115,341]. Bu yüzden araştırmamızı dizayn ederken MBK ile karşılaştırabilmek amacıyla, hızlı rezorbe edilen sentetik kökenli TKF tercih edildi. Araştırma bulgularımızda; radyografik olarak 3. haftada TKF ve MBK greft gruplarında %100 kallus oluşumu saptandı. Histolojik olarak 3. haftada TKF ve MBK greft gruplarında osteokondral birleşmenin gerçekleştiği, 4. haftada MBK grubunda belirlenen osteokondral birleşmenin yanı sıra, kansellöz kemikte yeni kemik oluşumunun aktive olması ve yeniden yapılanan kemik dokuda kemik iliği boşluklarının oluşması gibi iyileşme bulguları doğrultusunda, MBK grefti grubunun TKF grubundan daha hızlı bir şekilde kemik iyileşmesini sağladığı görüldü. 6. haftada ise hem MBK hem de TKF greft grubunda kemik iyileşmesinin önemli miktarda tamamlandığı belirlendi. Alınan veriler sonucunda MBK ksenogreftinin, literatür bilgilerde güçlü özellikleri aktarılan TKF kemik greftine iyi bir alternatif olabileceği kanısına varıldı.

Toz halindeki demineralize greftlerin yalnızca kemik desteği gerektirmeyen küçük defektlerde, kansellöz cipslerin kistik lezyonlar gibi biraz daha büyük defektlerde kullanılması önerilmektedir[342]. Araştırmamızda bu bilgiye paralel olarak, kemik desteği gerektirmeyen travmatik defekt oluşturduğumuz için DKM putty (macun) formunda, diğer greft materyalleri granül formunda kullanıldı. Çalışmamızda kullanılan DKM, TKF ve SKG materyalleri farklı formlarda hazırlanıp ticari olarak satışa sunulan greftlerdir. Bu materyallerin, ortopedik cerrahide operasyonu yapacak cerrah için hazırlanıp kullanılması zaman gerektirir. TKF sadece sentetik olarak hazırlanabilmektedir. Ancak çalışmamızda bu greftlere alternatif olarak kullandığımız MBK'nin, hem operasyon öncesi istenilen formda kolayca hazırlanıp etilen oksitle steril edilebildiği, hem de uygulanacak kemik defektinin büyüklüğüne ve şekline göre operatif müdahale sırasında kolaylıkla şekil verilebildiği gözlendi. MBK'nin istenilen zamanda, kolaylıkla istenilen forma getirilerek, farklı boyut ve şekillerdeki kemik defektlerine uygulanabileceği, kullanılan diğer kemik ksenogreftlerinden yüksek osteogenezis özelliği ve kullanım kolaylığı açısından daha avantajlı bir ksenogreft materyali olduğu düşünüldü.

Greft materyallerinin tek başlarına kullanılmasına rağmen kemik oluşumunun şekillenmesi, bu ksenogreftlerin osteogenezise katıldığını ve kemikleşmenin uyarılmasında etkili olduğunu göstermektedir. Ancak hangi greft kullanılırsa kullanılsın, bir kemik greftinin başarısında; iyi vaskülarizasyon, enfeksiyondan uzak ortam, hareketsizlik ve defektli alanın büyüklüğünün önemi fazladır[305]. Araştırmamızda da kemiğin diğer anatomik bölgelerine göre daha iyi vaskülarize olabilen metafiz bölgesinde defekt oluşturuldu. Enfeksiyondan korunmak için asepsi ve antisepsi kurallarına titizlikle uyuldu, operasyon sırasında lokal olarak ve postoperatif dönemde parenteral yolla antibiyoterapi uygulandı. Hareketsizliğin sağlanması için postoperatif 7. güne kadar deneklerin ekstremiteleri bandaja alındı ve 24 haftalık postoperatif dönem klinik takibi 50x50x50cm ölçülerdeki bireysel kafeslerde yapıldı. Literatür veriler incelendikten sonra çeşitli çalışmalarda tavşanlarda oluşturulan defekt büyüklükleri incelenip oluşturulacak olan defekt büyüklüğüne karar verildi. Kemik iyileşmesini engelleyecek ya da azaltacak faktörlerin elimine edilmesinden sonra uygulanan ksenogreftlerin kemik iyileşmesine olan katkıları net olarak belirlenebildi ve araştırma bulgularımızın sonuçlarına göre kullanılan ksenogreftlerin hiç birinde grefte karşı red reaksiyonu ya da enfeksiyon ile karşılaşılmadı. Bu nedenle deneysel amaçla kemik ksenogrefti olarak kullanılan MBK'nin, DKM, TKF ve SKG'lere alternatif olarak tavşanlarda, red reaksiyonu, kaynamama vs gibi komplikasyonlar oluşturmaksızın rutinde de kullanılabilir olduğu kanısına varıldı.

Ksenogreft uygulamasından sonra red reaksiyonunun belirtileri olarak beden sıcaklığının aşırı yükselmesi ve düzensiz şekilde seyreden kalp atım sayısı ve solunum ritmini içeren genel durum bozuklukları görülmektedir[343]. Genel durum bulgularında olası değişiklikleri saptamak için denekler klinik olarak takip edildi. Preoperatif ve postoperatif 7. güne kadar alınan beden sıcaklığı, kalp atım sayısı ve solunum sayılarının referans değerler (beden sıcaklığı 38.5-39.5°C, kalp atım sayısı 300 atım/dk, solunum sayısı 60 atım/dk)[344] arasında olduğu belirlendi. Postoperatif 1. 2. 3. 4. 6. 12. ve 24. haftalarda denekler sakrifiye edilmeden önce ölçülen değerlerin analizinde SKG grubunda kalp atım sayısında bir artış olduğu, ancak bu artışın 2-yönlü varyans analizi ile yapılan değerlendirmede istatistiksel olarak anlamlı olmadığı belirlendi. Tüm deneklerde beden sıcaklığı ve solunum sayılarının referans değerler arasında olduğu saptandı. Ölçülen parametrelerin, postoperatif 7. güne kadar ve postoperatif 2. 3. 4. 6. 12. ve 24. haftalarda normal sınırlar arasında olması, ksenogreft materyallerinin uygulanmasından sonra red reaksiyonunun ve postoperatif enfekiyonunun şekillenmediğini göstermektedir. Bu bulgumuzun, araştırmamızın deneysel kısmında operatif müdahalelerde asepsi ve antisepsi kurallarına titizlikle uyulması ve postoperatif bakımın yeterli ve düzenli olarak yapılmasının yanı sıra, kullanılan MBK'nin de diğer ksenogreftler kadar red reaksiyonu oluşturmadan, konakçı doku ile birleşme özelliğinden kaynaklandığı kanısına varıldı.

Kırık bölgesinde ilk kemikleşme, fibro-katilajinöz kallusun çevresinde, periosteal ve endosteal olarak başlar. Zamanla fibro-katilajinöz kallus içine doğru yayılarak girer. Bu oluşum 20. günden sonra başlamaktadır[331]. Çalışmamızda literatür bilgiyle paralel olarak kontrol grubu dahil bütün greft gruplarında kallus oluşumu radyolojik olarak 3. haftada belirlendi. Ancak 3. hafta histolojik bulgularda TKF ve MBK grefti gruplarında osteokondral birleşmenin şekillenmesiyle kemik iyileşmesinin diğer greft gruplarına göre daha hızlı bir şekilde oluştuğu, 4. haftada ise iyileşme hızının MBK'inde tüm gruplardan daha fazla olduğu görüldü. Alınan verilere göre, deneysel çalışmalarda kemik iyileşmesinin işareti olan kallus oluşumunun radyografik olarak belirlenmesinin yanı sıra histolojik açıdan da değerlendirilmesi gerektiği düşünüldü. Radyografik ve histolojik verilerin birlikte değerlendirilmesiyle, MBK'nin postoperatif 4. haftada diğer ksenogreftlere göre kemik iyileşmesine daha fazla katkıda bulunduğu sonucuna varıldı.

Göğüş ve ark.[303] 48 adet ratta sol tibiaların proksimal metafizlerinde oluşturdukları 2 mm çaplı defektleri kalsiyum sülfat dihidrat ve mercan kaynaklı HA ile doldurmuşlar, sağ tibiadaki defektleri boş bırakarak kontrol grubu olarak değerlendirmişler ve radyografik incelemelerde 2. haftada kontrol gruplarında defektin net olarak seçilebildiğini, 4. haftada defektlerde belirgin bir küçülme ve doluşun olduğunu, 6. haftada defektlerin gözlemlenmediğini belirtmişlerdir. Araştırmamızda, postoperatif dönem 2. haftada defektler radyografik olarak net bir şekilde görülürken, MBK ve SKG gruplarında %50, DKM ve TKF gruplarında %75, kontrol grubunda %25 oranında kallus oluşumu belirlendi. Verilen literatürde 4. haftada defektlerde belirgin bir küçülme ve doluşun olduğu bildirilmektedir. Ancak çalışmamızda 4. haftada tüm gruplarda %100 kallus oluşumu ve 6. haftada defektli alanların, radyografik olarak birleştiği belirlendi. Çalışmamızda radyografik olarak gözlediğimiz kemik iyileşmesinin daha erken dönemde belirlenmesinin, tavşanların osteojenik potansiyelinin ratlardan daha yüksek olması ve kullandığımız kemik ksenogreftlerin iyileşmeye olan katkılarının osteogenezis nedeniyle daha yüksek olmasından kaynaklandığı düşünüldü. Çalışmamızda, daha büyük çapta kemik defekti oluşturulmasına rağmen, postoperatif dönemde operasyon yapılan ekstremitenin bandajla sabitlenmesi ve bakım şartlarının iyi olmasıyla daha erken dönemde kemik oluşumu belirlendi. Yeni kemik dokusu oluşumunun 6. haftada tamamlanmasının, kullanılan kemik ksenogreftlerinin red reaksiyonu oluşturmadan osteogenezisi uyarması olduğu kanısına varıldı.

Kaveh ve ark.[304] çalışmalarında 5 aylık tavşan femurlarında 5 mm çapında defekt oluşturarak bir gruba kortikokansellöz greft, bir gruba kortikokansellöz greft ve kemik iliği kombinasyonu uygulamış, diğer grubu ise kontrol grubu olarak değerlendirmişlerdir. Kallus formasyonunun ilk işaretleri olan hematomun rezorbsiyonu, bölgeye fibroblastların göçü ile şekillenen fibröz doku oluşumunu test gruplarında 1. haftada, kontrol grubunda 3. haftada belirlemişlerdir. Yeni kemik oluşumunu ise test gruplarında 4. haftada, kontrol grubunda 6. haftada gözlemlemişlerdir. Araştırmamızda, kallus oluşumunun ilk işaretleri olan hematomun rezorbsiyonu, bölgeye fibroblastların göçü ile şekillenen fibröz doku oluşumu 1. haftada DKM, TKF ve SKG gruplarında gözlemlendi. Mürekkep balığı grubunda ise 2. haftada kallus oluşumunun ilk işaretleri saptandı. Mürekkep balığı grefti grubundaki bu gecikmenin yapısında bulundurduğu hidroksiapatitin yavaş rezorbe olmasından kaynaklandığı düşünüldü.

Cameron ve ark.[345] köpek femur metafizlerinde oluşturdukları 8 mm çaplı defektlere TKF uyguladıktan sonra, kemik oluşumunun 3-6 hafta arasında oluştuğunu, TKF'ın doku uyumlu bir biyomateryal olduğu için bu materyale karşı yangısal cevabın oluşmadığını bildirmişlerdir. Araştırmamızda TKF uygulanan defektlerin yanı sıra MBK, DKM ve SKG uygulanan defektlerin hiçbirinde kemik yeniden yapılanmasını engelleyecek yangısal reaksiyon oluşmaksızın 3. haftada %100 kallus oluşumu ve radyografik birleşme belirlendi. Elde ettiğimiz veriler doğrultusunda rutin kullanımda olan TKF, DKM ve SKG'in yanı sıra MBK'ninde yangısal yanıt oluşturmadan kemik yeniden yapılanmasını sağladığı sonucuna varıldı.

Walsh ve ark.[346] kontrol grubuyla karşılaştırma amacıyla tavşanların proksimal tibialarında 3 mm çapındaki defektlere TKF uygulamışlar ve radyografik olarak 2. haftada yeni kemik oluşumunun başladığını ve 4. haftaya kadar sürdüğünü, TKF'ın 12. haftada tamamıyla rezorbe olduğunu belirlemişlerdir. Çalışmamızın sonuçlarına göre; TKF, DKM ve SKG gruplarında 1. haftada %25 oranında kemik oluşumu, 2. haftada TKF ve DKM grubunda %75 oranında kemik oluşumu, MBK ve SKG gruplarında %50 kemik oluşumu görüldü. TKF, MBK ve DKM gruplarında %100 kemik oluşumu ve radyografik birleşmenin 3. haftada şekillendiği, MBK, DKM ve SKG 6. haftada tamamen rezorbe olurken, TKF'ın 12. haftada tamamen rezorbe olduğu belirlendi. Araştırma verilerine göre; TKF, DKM ve SKG uygulanan gruplarda radyografik ve histolojik olarak iyileşmenin 1. haftada, MBK'nin 2. haftada kemik iyileşmesini başlattığı belirlendi. İyileşmenin daha erken zamanda belirlenmesinin, oluşturduğumuz defektlerin daha büyük olmasına rağmen, defekt büyüklüğüne uygun olarak DKM'nin macun formunda kullanılmasından, SKG'in trabeküler yapısından kaynaklanan osteokondüktif özelliğinin yüksek olmasından ve kullandığımız TKF'ın granül formda olmasının dolayısıyla yeni kemik oluşumu için çatı görevini daha erken zamanda sağlamasından kaynaklandığı, MBK grubunda 2. haftada kemik oluşumunun başlamasının, yapısındaki HA'in yavaş rezorbe olmasından kaynaklandığı kanısına varıldı.

Koyun femurunda oluşturulan 5 mm çaplı defektlere, otojen greft uygulayarak yapılan karşılaştırmalı bir çalışmada, kontrol grubunda sadece fibrotik iyileşme gözlenirken, otojen greft uygulanan defektlerin sağlıklı kansellöz kemiğe benzer kemik dokusunu oluşturduğu vurgulanmıştır[302]. Çalışmamızda deneysel olarak oluşturulan kemik defektlerine dört farklı kemik ksenogrefti uygulandı ve defekt oluşturulan bir gruba kemik grefti uygulanmayarak kontrol grubu olarak değerlendirildi. Verilen literatür bilgisiyle paralel olarak, yaptığımız 24 haftalık değerlendirme sonucunda; histolojik olarak kontrol grubunun kemik oluşumu aşamalarında, tüm haftalarda greft uygulanan grupların gerisinde kaldığı saptandı. Birinci hafta tüm greft gruplarında fibröz birleşme saptanırken, kontrol grubunda fibröz birleşmenin 3. haftada şekillendiği gözlendi. Üçüncü haftada MBK, DBM, SKG ve TKF greft gruplarında, fibröz birleşmenin yerini osteokondral birleşmeye bıraktığı, kansellöz kemik oluşumu için aktif osteoblast hücrelerinin defektli alanda organize olduğu görüldü. Kontrol grubunda osteokondral birleşme ve hücresel aktivasyonun 4. haftada başladığı ve 6. haftada devam ettiği izlenirken, MBK, DBM, SKG ve TKF greft gruplarında kansellöz ve kortikal kemikte hücresel aktivasyonun bu haftalarda oldukça ilerlediği görüldü. Kontrol grubunda 12. haftada osteokondral birleşme ve kansellöz kemikte kemik oluşumu yönündeki hücresel aktivite devam ederken, MBK, DBM, SKG ve TKF greft gruplarında ise iyileşmenin tamamlandığı saptandı. Kontrol grubunda defekt oluşturulan kemikte yeniden yapılanmayla iyileşme ancak 24. haftada şekillendi. Spontan iyileşmeye bıraktığımız kontrol grubuyla yapılan karşılaştırmada, ksenogreft yapıdaki kemik greftlerinin oluşturulan defektlerin iyileşmesine kaynamama gibi komplikasyonlara yol açmadan, önemli ölçüde katkı sağladıkları ve klinik, radyolojik, biyokimyasal ve histolojik olarak tüm ksenogreftlerin 2. haftada kemik oluşumunu başlattıkları ancak kontrol grubunda 3. haftada kemik oluşumunun başladığı saptandı. Elde ettiğimiz verilerden, beşeri ortopedi rutininde kullanılan ve üzerinde yoğun araştırma sonuçları bulunan diğer ksenogreftler gibi MBK'nin de 12. haftada iyileşmeyi sağlaması nedeniyle, kemik yeniden yapılanması için kemik defektlerinde kullanılabilecek etkin bir kemik ksenogrefti olabileceği kanısına varıldı.

Çılbır ve ark.[347] kemik defektlerini histolojik olarak değerlendirdikleri 4 hafta süreli çalışmalarında, 1. haftadan 4. haftaya kadar kemik iyileşmesinde ilerlemenin sürdüğünü, lokal vaskülarizasyonun gittikçe arttığını ve 4. haftanın sonunda bile osteoblastik aktivitenin devam ettiğini saptamışlardır. Çalışmamızda hem kontrol grubunda hem de ksenogreft uygulanan gruplarda, 1. haftadan 4. haftaya kadar kemik iyileşmesinin artarak ilerlediği, osteoblastik aktivitenin 6. ve 12. haftalarda devam ettiği ve kemik iyileşmesinin tüm gruplarda 24. haftada tamamlandığı belirlendi. Verilen literatürde kemik iyileşmesinin kısa dönem sonuçları bildirilmiştir. Ancak osteoblastik aktivitenin hangi zaman aralığında en yüksek seviyede olduğu belirlenmemiştir. Çalışmamızda literatür bilgiye paralel olarak 4. haftaya kadar osteoblastik aktivitenin arttığı, kontrol grubu hariç 12. haftada tüm ksenogreft gruplarında kemik iyileşmesinin son aşaması olan kemik yeniden yapılanmasının 24. haftada tüm gruplarda tamamlandığı belirlendi. Literatür verilere paralel olarak, araştırma sonuçlarımızda da gösterildiği gibi deneysel kemik iyileşmesi araştırmalarında defektteki tüm kemik iyileşmesi aşamalarının gözlenebilmesi için postoperatif takibin 24 hafta süreyle yapılması gerektiği düşünüldü. Elde edilen veriler doğrultusunda MBK'nin de diğer ksenogreftler kadar etkin bir şekilde ve aynı sürede kemik yeniden yapılanmasına katkıda bulunduğu gözlendiğinden, yapılacak uzun dönem biyomekanik ve elektron mikroskobik bulguları içeren çalışmalarla rutin kullanıma girecek kapasitede bir ksenogreft materyali olduğu kanısına varıldı.

Osteoindüktivite, osteokondüktivite ve osteojenik hücreleri canlı olarak içermesinden dolayı en çok tercih edilen kemik grefti otogreftlerdir[336]. Otogreftlere alternatif olarak kullanılan ksenogreftler, canlı olmamasına rağmen ev sahibi dokunun kemik oluşumunu aktive etmektedir[348]. Bu bilgiyle aynı doğrultuda, tavşanlar için ksenogreft olan kemik greftlerini kullandığımız araştırmamızın histolojik analizlerinde greft materyallerinin 1. haftada ev sahibi dokunun kemik oluşumunu aktive ettiği belirlendi. Dolayısıyla otogreftlerin sahip olduğu ikinci bir cerrahi işlem gerekmesi, greft alınan bölgede ağrı oluşması, istenilen miktarlarda elde edilememesi gibi dezavantajlardan kaçınmak için alternatif olarak geliştirilen ksenogreft materyallerinin kullanılmasının daha avantajlı olduğu, yaptığımız karşılaştırmalı araştırma sonucunda bu ksenogreftler arasında MBK'nin diğer ksenogreftlerin alternatifi olabileceği kanısına varıldı.

Tavşanların tibia metafizinde oluşturulan 4 mm çapındaki defektlere tip I kollajen doldurularak yapılan karşılaştırmalı bir çalışmada[322] birinci haftada yapılan değerlendirmede; kontrol grubunda lenfosit, nötrofil, makrofaj ve plazma hücrelerinin infiltrasyonu ve sayıca artmış fibroblastlar belirlenmiştir. Aynı haftada tip I kollajen grubunda ise, lenfositten yoğun hücre proliferasyonu ve fibroblast proliferasyonunun yanı sıra yabancı cisim dev hücreleri belirlenerek greft materyaline karşı gelişen yangısal yanıt olarak nitelendirilmiştir. Yapılan diğer çalışmalarda kullanılan DKM'ne karşı gelişen yangısal yanıtın çok az olduğu veya hiç olmadığı belirtilmektedir[314,349]. Araştırmamızda ne kontrol grubunda ne de ksenogreft gruplarında lenfosit, nötrofil, makrofaj ve plazma hücre infiltrasyonu, yabancı cisim dev hücreleri görülmedi. Yapılan histopatolojik incelemelerde, çalışmada kullanılan kemik ksenogreftlerine karşı herhangi bir yangısal yanıtın veya yabancı cisim reaksiyonunun oluşmaması ve kemik ksenogreftlerinin tümünün doku ile çok iyi uyum göstermesi, uyguladığımız ksenogreft materyallerine karşı yabancı cisim reaksiyonunun gelişmediğini gösterdi. Çalışma sonuçlarımıza göre kullanılan kemik ksenogreftlerinin doku ile uyum göstererek yabancı cisim reaksiyonuna yol açmaması nedeniyle MBK'nin diğer ksenogreftler kadar tavşanlarda kullanımının güvenli olduğu kanısına varıldı.

Tavşanların femur metafizlerinde oluşturulan 6 mm çapındaki defektlere DKM ve kemik protein ekstraktı uygulanan bir çalışmada, 6. haftada sakrifiye edilen deneklerden alınan örneklerde, DKM grubunda kıkırdak dokunun yanı sıra, yaygın alanda kemik dokusu görüldüğü ve bu kemik dokunun henüz olgun halde olmadığı belirtilmiştir[86]. Kallus oluşumunun ve mineralizasyonun 4-16 hafta arasında başladığı, kallus oluşumuyla beraber kemikleşmenin de oluştuğu bildirilmektedir[40]. Araştırmamızın 6. hafta sonuçlarında DKM grubunda osteokondral yapı şekillenirken, kansellöz kemikte hücresel aktivitede artış, kortikal dokuda ise kemikleşmenin başladığı belirlendi. MBK grubunda, diğer gruplara oranla kemik iyileşmesinin oldukça ilerlemiş safhaya geldiği, kansellöz kemikte yeniden yapılanan bir kemik oluşumunun bulunduğu ve kortikal bölgede yüksek oranda kemik doku şekillendiği, TKF uygulanan grupta kortikal ve kansellöz bölgelerde iyileşmenin oldukça hızlı bir şekilde ilerlediği, SKG uygulanan grupta 4. haftaya nazaran daha az miktarda kansellöz ve kortikal iyileşmenin şekillendiği gözlendi. Diğer gruplarla karşılaştırıldığında, kortikal kemikteki iyileşmenin SKG uygulanan grupta daha yavaş ilerlediği saptandı. Genel olarak değerlendirildiğinde, postoperatif dönem 6. haftada, MBK ve TKF grubunda kemik iyileşmesinin son fazı olan yeniden yapılanma sürecinin başladığı, diğer gruplarda bu sürecin daha yavaş olarak şekillendiği görüldü. Araştırma sonuçlarımıza göre postoperatif dönem 6. haftada kemikleşmenin başlamasının ve bu zaman aralığında MBK ve TKF greft gruplarının diğer ksenogreftlere göre daha hızlı kemik yeniden yapılanmasını sağlamasının, bu iki kemik ksenogreft materyalinin osteokondüktif ve osteoindüktif özelliklerinin yüksek olmasından kaynaklandığı düşünüldü. Rutin kullanıma girmeleri için üzerlerinde bir çok araştırma yapılan SKG, DKM ve TKF'ta olduğu gibi MBK'ninde taşıdığı osteokondüktif ve osteoindüktif özelliklerin detaylı olarak araştırılması gerektiği, elde edilen sonuçların olumlu olması halinde, MBK'nin de ortopedi rutinine girebilecek bir ksenogreft materyali olabileceği kanısına varıldı.

Tavşanların femur distal metafiz bölgelerine 4.5 mm çapında oluşturulan defektlere DKM'i uygulanarak yapılan bir çalışmada defektlerin 4 haftada iyileşmeye başladığı, bu iyileşmenin 8. haftaya kadar sürdüğü bildirilmiştir[350]. Aynı çalışmada proksimal tibia bölgelerinde oluşturulan 4.5 mm çaplı defektlere HA ve kalsiyum sülfat seramikleri kombine halde uygulanmış, kallus oluşumunun 2. haftada başladığı ve defekt alanı içinde fibröz dokunun varlığı ve kemik iyileşmesinin 8. haftaya kadar devam ettiği belirtilmiştir. Bu çalışmada kullanılan greft materyallerin hangi formda olduğu belirtilmemiştir. Araştırmamızın histolojik değerlendirmesinde radius metafizinde oluşturduğumuz defektlerde 2. haftada DKM, MBK ve kontrol gruplarında fibröz doku oluşumu gözlenirken, SKG ve TKF gruplarında osteokondral birleşme saptandı. DKM'i uygulanan grupta 4. haftada osteokondral birleşme ve kemik oluşumu belirlendi. Ancak tam olarak iyileşme tüm gruplarda 6. haftada şekillendi. Daha erken dönemde kemik iyileşmesinin elde edilmesinin kullanılan DKM'nin defekt büyüklüğüne uygun olarak macun formunda, TKF'ın granül formunda ve MBK yapısında bulunan HA'in biyolojik orijinli olmasından kaynaklandığı düşünüldü.

Tavşanların femur metafizlerinde oluşturulan 5 mm'lik defektlere TKF, TKF+otojen periost uygulanarak karşılaştırılmalı gerçekleştirilen bir çalışmada, 6. haftada yapılan histolojik incelemelerde TKF grubunda fibröz doku aralarında yeni kemik oluşumunun kontrol grubuna oranla daha fazla olduğu bildirilmiştir[351]. Yaptığımız çalışma sonucunda 6. haftada kontrol grubunda kansellöz kemikte yeniden organize olan hücrelere rastlanırken, TKF grubunda kortikal ve kansellöz bölgede iyileşmenin çok hızlı bir şekilde ilerlediği saptandı. Benzer sonuç MBK, DKM ve SKG gruplarından da elde edildi. Bu veriler doğrultusunda kemik ksenogreftlerinin, destek olması için cerrahi müdahale ile elde edilen otojen periost gibi bir materyal kullanmadan, kemik iyileşmesini aynı sürede sağlayabildiği ve MBK'nin de diğer kemik ksenogreftleri kadar kemik iyileşmesine katkı sağlayabildiği kanısına varıldı.

Osteointegrasyon, greftin alıcı kemik yüzeyine arada fibröz doku oluşumuna yol açmayacak şekilde kimyasal olarak tutunmasıdır[73,89,90]. Konakçı dokuya uygulandıklarında greft tipine bağlı olarak osteogenezis, osteoindüksiyon, osteokondüksiyon[35,74] ve mekanik desteğin sağlanması[35] gibi dört farklı fonksiyon yerine getirilir. Doğal kemiğin periostal yüzeyinden greftin dış yüzeyine doğru uzanarak, aşamalı olarak birleşme alanında ortaya çıkan kallus gelişimi, yakın korteksler arasındaki boşluğu doldurur. Greftin dış yüzeyi bitişiğindeki konak hücrelerinden mezenşimal proliferasyon, greft korteksi ile birleşen ince kemik tabakası formasyonuna yol açar. Konak ile greft arasındaki farklı sınır öncelikle açıkca kaybolmaya başlar. Kaynama ilerledikçe bu bileşke trabeküler büyüme ile birlikte doldurulmaya başlar ve medullar kanal fibröz doku ile yer değiştirir[117-120]. Hem kansellöz hem de kortikal kemik greftleri yavaş yavaş yerine geçme kuralına göre birleşme gösterirler[102]. Yaptığımız çalışmada; kemik grefti uyguladığımız defektlerde 1. haftada kontrol grubu dışındaki tüm ksenogreft gruplarında kemik-greft birleşmesinin başladığı ve 12. haftaya kadar devam ettiği saptandı. 24. haftada arada fibröz doku kalmayacak şekilde greftin alıcı kemiğe tutunduğu ve kemikleşmenin tamamlandığı gözlemlendi. Ancak 6. hafta histolojik verilerde kemik-greft birleşmesinin MBK grubunda, diğer greft gruplarından daha yoğun olarak şekillendiği belirlendi.

Postoperatif 1. hafta histolojik bulgularımızda; kontrol grubu dışında tüm gruplarda, greftin dış yüzeyine doğru uzanan birleşme alanında kallus gelişimiyle bu boşluğun doldurulduğu gözlemlendi ve bütün ksenogreft gruplarında defekt oluşturulan bölgede ince bir kemik tabakası oluştuğu belirlendi. İkinci hafta bulgularımızda kontrol grubu da dahil bütün gruplarımızda literatür bilgisiyle paralel olarak defektin fibröz doku ile dolduğu görülürken, MBK grubunda oluşan fibröz dokunun yer yer kondrosit içerdiği ve osteokondral birleşmeye doğru gittiği belirlendi. Postoperatif dönem 1 ve 6 haftalık süreçte elde edilen histolojik veriler birlikte değerlendirildiğinde, MBK'nin kullanılan diğer kemik ksenogreftlerinden daha az fibröz doku oluşumuna neden olduğu, daha hızlı bir şekilde osteokondral birleşmeyi sağladığı gözlendiğinden, MBK'nin diğer kemik ksenogreftlerinden daha yüksek oranda osteointegrasyon özelliğine sahip olduğu saptandı. Elde edilen veriler doğrultusunda, yüksek osteointegrasyon özellik göstermesi nedeniyle, MBK'nin yeni bir ksenogreft materyali olarak ortopedi rutinine girebileceği, sahip olduğu kolay ve ucuz elde edilebilme, kolay şekil verilebilme nitelikleri sayesinde kemik defektleri onarımında başarıyla kullanılabileceği kanısına varıldı.

Revaskülarizasyon ve osteoindüksiyon greftlemeden sonra beş gün içinde başlar, konnektif dokuya kapillar damarlar girer. Gelecek on gün içinde kan damarları sayısında artış görülür[140,141]. Nekrotik doku rezorbe edilir ve greft yirmi gün içinde tamamıyla vaskülarize olur[141]. Literatür bilgisiyle paralel olarak çalışmamızın 1. hafta bulgularında, kontrol grubu hariç defekt bölgesinde tüm ksenogreft gruplarında vaskülarizasyonun başladığı ve 2. hafta vaskülarizasyon oranında artış olduğu, ancak bu artışın diğer ksenogreft gruplarına oranla MBK grubunda daha fazla olduğu saptandı. Vaskülarizasyonun erken dönemde başlaması ve giderek artmasının defekt alanına uygulanan greft sayesinde kemiğin yeniden yapılanmasına yol açtığı ve MBK grubunda özellikle postoperatif 2. haftada gözlenen vaskülarizasyon yoğunluğunun, diğer ksenogreftlere göre daha hızlı bir kemik yapılanması sağladığı gözlendi. Çalışmamızda elde edilen radyolojik ve histolojik skor verilerine uygulanan Pearson korelasyon testi sonucunda MBK'nin ilk sırada yer almasının, uygulandığı defekt bölgesinde diğer ksenogreftlere oranla daha yoğun vaskülarizasyon sağlayarak, osteogenezis ve osteointegrasyonu hızlandırmasından kaynaklandığı kanısına varıldı.

Kortikal kemiğin ana yapısı "Haversian sistem" olarak ta adlandırılan osteondur. Osteon; uzunlamasına dizili vasküler kanalları (Haversian kanal) saran, silindirik şekilli, vasküler kemikten oluşur[18]. Tavşanların radius proksimal metafizlerinde oluşturulan 5 mm çapında ve ortalama 3 mm derinliğindeki defektlere dört grupta MBK, TKF, DKM ve SKG uyguladığımız, bir gruba hiçbir uygulama yapılmadan kontrol grubu olarak değerlendirdiğimiz çalışmamızın 6. hafta histolojik verilerinde, kontrol grubunda defektli alanda osteokondral birleşme devam ederken, kortikal kemikte ksenogreft gruplarına göre daha az miktarda haversian sistemlerinin şekillenmeye başladığı, ancak tüm ksenogreft gruplarında Haversian sistemlerinin belirgin bir biçimde oluştuğu belirlendi. Elde edilen veriler doğrultusunda, çeşitli nedenlerle oluşabilen kemik defektleri onarımında yaygın olarak kullanılan kemik ksenogreftlerinin kemik iyileşmesini hızlandırdığı ve yeni bir kemik ksenogreft materyali olan MBK'nin de kemik iyileşmesini hızlandırmak açısından diğer ksenogreftler kadar etkin olduğu kanısına varıldı.

Kortikal kemiğin mekanik gücü osteonların sıkı dizilimine bağlıdır[18]. Çalışmamızda 12 ve 24. haftalarda net olarak belirlenen osteonların kontrol grubu da dahil bütün gruplarda sıkı bir şekilde dizildiği belirlendi. Çalışma kapsamında biyomekanik testler yapılmamasına rağmen, MBK grubunda da kullanılan diğer ksenogreftler kadar sıkı osteon dizilimi gözlenmesi nedeniyle, yeni oluşan kemiğin diğer ksenogreft gruplarındaki kadar mekanik güce sahip olabileceği sonucuna varıldı.

Kemik iyileşmesini incelemek amacıyla kontrol gruplarıyla karşılaştırmalı olarak gerçekleştirilen çalışmalarda yapılan radyografik ve histolojik incelemeler, ksenogreftlerin osteokondüktif yeteneklerinin kontrol grubundan daha yüksek oranda olduğunu ve ksenogreftlerin defekt kenarlarında yeni kemik oluşumuyla kemik iyileşmesine katkı sağladığını göstermektedir[188]. Araştırmamızda da 24 haftalık postoperatif dönem boyunca elde edilen radyografik ve histolojik bulgularla, literatür veriye paralel olarak, tüm ksenogreft gruplarında kontrol grubundan daha hızlı biçimde yeni kemik oluşumunun şekillendiği belirlendi. Mürekkep balığı kemiğinin de aralarında bulunduğu tüm ksenogreft gruplarında kontrol grubundan daha kısa sürede defektli alanda yeni kemik oluşumu gözlenmesi nedeniyle, MBK'nin de karşılaştırılması yapılan diğer ksenogreftler kadar osteokondüktif ve osteoindüktif kapasiteye sahip olduğu düşünüldü.

Kemik dokunun seramik yapıdaki greft materyali içine doğru ilerlemesi sırasında, porlu yapının yarık yüzeylerinde strese bağlı olarak mikro kırıklar yarattığı bilinmektedir[196]. Yeni oluşan mikro kırıklar, seramiğin osteokondüktif yüzey miktarını arttırmakta, kemik yeniden yapılanmasının daha fazla HA içine ilerlemesini sağlamakta ve bu bölgelerde HA-kemik arasındaki bağlanmayı daha da arttırarak iyileşmeyi hızlandırmaktadır. Seramik içinde mikro kırıklar şekillenmesi, mekanik olarak dayanıksızlık oluşturmak yerine, HA ile olan bağ yapısını kuvvetlendirdiğinden, kemik gelişimi için istenen bir özellik olarak nitelendirilmektedir[5]. Yapılan çalışmada, 24 haftalık postoperatif dönemi kapsayacak şekilde modifiye Heiple, Lane ve Sandhu sistemine göre yapılan histopatolojik skorlama, Kruskall-Wallis testi ile analiz edildi. Analiz sonuçlarına göre histolojik olarak ilk sırada TKF'ın yer aldığı, daha sonraki sıralamanın MBK, SKG, DKM ve kontrol grubu şeklinde olduğu belirlendi. Modifiye Lane ve Sandhu skorlama sistemine göre yapılan radyolojik değerlendirme sıralaması ise DKM, TKF, MBK, kontrol ve SKG grupları şeklindeydi. Her iki skorlama arasında yapılan Pearson korelasyon testi sonuçlarına göre, ilk sırayı MBK alırken, TKF, kontrol grubu birlikte ikinci sırada yer aldı, sonraki sıralamanın SKG ve DKM grupları şeklinde olduğu saptandı. Histolojik skorlamada TKF'ın ilk sırada yer almasının, osteokondüktif yüzey miktarını arttıran seramik özellikteki yapısı nedeniyle, radyolojik olarak DKM'nin ilk sırada yer almasının, osteojenik aktivasyonunun yüksek olması ve osteogenezisi hızlandırması özelliği nedeniyle gerçekleştiği ve elde edilen 24 haftalık postoperatif dönem bulgularının, kısa postoperatif dönem çalışmaları içeren diğer araştırma sonuçları ile uyumlu olduğu gözlendi. Korelasyon testi sonucunda, ilk sırayı MBK'nin almasının, % 90 oranında poröz yapıya ve greft birleşmesinde ideal olarak nitelendirilen 200-600 μm çapında porlara sahip olması, kapsadığı 1/1.2 HA-aragonit oranı sayesinde, HA'de oluşan mikro kırıklar aracılığıyla, daha fazla kemik oluşumunun HA içine ilerlemesini sağlaması ve böylece, greft yatağında diğer gruplardan daha hızlı revaskülarizasyona yol açarak, kemik doku yeniden yapılanmasına daha fazla katkıda bulunması nedenlerine bağlı olduğu düşünüldü. Elde edilen bu veriler ışığında, MBK'nin, beşeri rutinde kullanılan ve kemik iyileşmesine katkıları araştırmalarda kanıtlanmış olan diğer kemik ksenogreftleriyle, başarıyla rekabet edecek kadar iyi bir ksenogreft materyali olduğu kanısına varıldı.

Serbest radikaller etkilerini özellikle canlı hücreler için yaşamsal öneme sahip olan DNA, yağlar, proteinler ve karbonhidratlara saldırarak gösterirler. Mitokondride oksijenli solunum sonucunda meydana gelen serbest radikallerin alveolar epitel tabakada ve DNA'ya zarar vererek yapısal ve metabolik çeşitli lezyonların oluşmasına neden olduğu düşünülmektedir[257]. Stresin eksojen serbest radikal kaynaklarından biri olduğu bildirilmektedir[352]. İskelet kasları, karaciğer ve kalp gibi organlardan daha fazla oksidatif strese maruz kalırlar[282,283]. Kemik dokuda oluşan kırık sonrası oksidatif stres artmaktadır[284-286]. Kallus oluşumu aşamasında fibroblastlar gibi inflamatuar hücreler ve vaskülarizasyon, serbest oksijen radikallerinin üretimini arttırmaktadır. Bu serbest radikaller de oksidatif hasara neden olmaktadır[287]. Deney hayvanlarında anestezi ve operatif girişim sırası ve sonrasında strese bağlı olarak serbest oksijen radikallerinde artış olması doğal karşılanmaktadır. Araştırmamızda bütün deney hayvanlarına aynı anestezi ve operatif girişim protokolü eşliğinde, tavşanların radius proksimal metafizlerinde deneysel olarak oluşturulan 5 mm çaplı defektlere, rutinde kullanılan DKM, TKF ve SKG ve yeni bir ksenogreft materyali olan MBK uygulayarak, postoperatif 1. 2. 3. 4. 6. 12. ve 24. haftalarda kemik iyileşmesi klinik, radyolojik, biyokimyasal ve histolojik olarak incelendi. Çalışmamızda, kemik dokuda defekt oluşturulması, oluşturulan defektin operatif olarak kemik ksenogreftleri ile doldurulması ve iyileşmeye bırakılmasının neden olduğu oksidatif reaksiyonları belirlemek amacıyla, 1. 2. 3. 4. 6. 12. ve 24. haftalarda sakrifiye edilen deneklerde, defektli alanın hemen üzerindeki kas doku örneklerinden yararlanılarak, CAT, SOD, MPx, GR, GSH, GST ve LPO enzim aktivitelerini içeren biyokimyasal analizler yapıldı.

Lipit peroksidasyon ölçümlerinde, bu enzimin son ürünü olan MDA, oksidatif stres indikatörü olarak kabul edilmekte[289,353-355] ve bu nedenle bazı çalışmalarda LPO yerine MDA ifadesi kullanılmaktadır. Çalışmamızda da literatür bilgiye paralel olarak LPO ifadesinin kullanılması tercih edildi.

Sandukji ve ark.[356] insanlarda kemik cerrahisinden sonra 1 ve 2. haftalarda GSH, SOD ve GR parametrelerinde belirgin bir artış olduğunu bildirmektedirler. Literatür veriye paralel olarak, çalışmamızda da 24. haftaya kadar kontrol grubu da dahil tüm gruplarda GSH (MBK; 1. hafta: 2.3, 2. hafta: 2.4, 3. hafta: 2.4, 4. hafta: 2.5, 6. hafta: 2.6, 12. hafta: 3.7, 24. hafta: 4.1, Kontrol grubu; 1. hafta: 2.1, 2. hafta: 2.3, 3. hafta: 2.4, 4. hafta: 2.5, 6. hafta: 2.7, 12. hafta: 3, 24. hafta: 3.6, DKM; 1. hafta: 2.2, 2. hafta: 2.3, 3. hafta: 2.4, 4. hafta: 2.6, 6. hafta: 2.9, 12. hafta: 3.7, 24. hafta: 4.2, TKF; 1. hafta: 2.3, 2. hafta: 2.4, 3. hafta: 2.4, 4. hafta: 2.6, 6. hafta: 2.9, 12. hafta: 3.7, 24. hafta: 4.5, SKG; 1. hafta: 2, 2. hafta: 2.4, 3. hafta: 2.6, 4. hafta: 2.9, 6. hafta: 3.3, 12. hafta: 3.7, 24. hafta: 4), SOD (MBK; 1. hafta: 74.2, 2. hafta: 75.4, 3. hafta: 77.3, 4. hafta: 80.2, 6. hafta: 82.1, 12. hafta: 89.9, 24. hafta: 95, Kontrol grubu; 1. hafta: 72, 2. hafta: 73.1, 3. hafta: 74.8, 4. hafta: 76.3, 6. hafta: 80.5, 12. hafta: 86.9, 24. hafta: 89.3, DKM; 1. hafta: 75, 2. hafta: 76.4, 3. hafta: 78.1, 4. hafta: 80.1, 6. hafta: 82.3, 12. hafta: 96.2, 24. hafta: 104.3, TKF; 1. hafta: 69.2, 2. hafta: 71.5, 3. hafta: 77.1, 4. hafta: 81.1, 6. hafta: 86.2, 12. hafta: 100.2, 24. hafta: 110, SKG; 1. hafta: 72.7, 2. hafta: 75.7, 3. hafta: 77.9, 4. hafta: 80.6, 6. hafta: 85.3, 12. hafta: 93.1, 24. hafta: 96.6) ve GR (MBK; 1. hafta: 18.2, 2. hafta: 19.2, 3. hafta: 19.5, 4. hafta: 19.7, 6. hafta: 20.3, 12. hafta: 21.1, 24. hafta: 21.7, Kontrol grubu; 1. hafta: 17.9, 2. hafta: 18, 3. hafta: 18.4, 4. hafta: 19, 6. hafta: 19.5, 12. hafta: 20.5, 24. hafta: 21.8, DKM; 1. hafta: 18.1, 2. hafta: 18.2, 3. hafta: 18.4, 4. hafta: 18.6, 6. hafta: 19.2, 12. hafta: 22.5, 24. hafta: 25.2, TKF; 1. hafta: 15.9, 2. hafta: 16.7, 3. hafta: 18, 4. hafta: 18.9, 6. hafta: 21.4, 12. hafta: 23.9, 24. hafta: 25.3, SKG; 1. hafta: 16.3, 2. hafta: 17.3, 3. hafta: 17.1, 4. hafta: 18.1, 6. hafta: 19, 12. hafta: 21.8, 24. hafta: 22) parametrelerinde artış gözlendi, ancak deney grupları arasında istatistiksel olarak anlamlı bir farkın olmadığı saptandı. Postoperatif dönem 24. haftaya kadar olan süreçte, tüm gruplarda GSH, SOD ve GR parametrelerinde görülen artışın, operasyon sonrası gelişen kemik iyileşmesinden kaynaklandığı ve parametrelerdeki artışa, MBK'nin de içinde bulunduğu kemik ksenogreftlerinin artı bir katkısının bulunmadığı kanısına varıldı.

Halıcı ve ark.[357] kırık iyileşmesi döneminde melatonin verdikleri ratlarda 3, 7 ve 14. günlerde SOD aktivitesinde azalma saptamışlar, 28. günde ise SOD aktivitesinin ilk günkü düzeyine döndüğünü bildirmişlerdir. Yaptığımız analizlerde de kırık iyileşmesi dönemi boyunca postoperatif 24. haftaya kadar kontrol grubu da dahil, SOD aktivitesinde artış (MBK; 1. hafta: 74.2, 2. hafta: 75.4, 3. hafta: 77.3, 4. hafta: 80.2, 6. hafta: 82.1, 12. hafta: 89.9, 24. hafta: 95, Kontrol grubu; 1. hafta: 72, 2. hafta: 73.1, 3. hafta: 74.8, 4. hafta: 76.3, 6. hafta: 80.5, 12. hafta: 86.9, 24. hafta: 89.3, DKM; 1. hafta: 75, 2. hafta: 76.4, 3. hafta: 78.1, 4. hafta: 80.1, 6. hafta: 82.3, 12. hafta: 96.2, 24. hafta: 104.3, TKF; 1. hafta: 69.2, 2. hafta: 71.5, 3. hafta: 77.1, 4. hafta: 81.1, 6. hafta: 86.2, 12. hafta: 100.2, 24. hafta: 110, SKG; 1. hafta: 72.7, 2. hafta: 75.7, 3. hafta: 77.9, 4. hafta: 80.6, 6. hafta: 85.3, 12. hafta: 93.1, 24. hafta: 96.6) gözlendi, ancak tüm gruplarda grupta ölçülen bu artışın ve deney grupları arasında saptanan farkın istatistiksel olarak anlamlı olmadığı belirlendi. Çalışmamızda kemik iyileşme sürecindeki greft materyallerinin oluşturabileceği oksidatif stresi ölçebilmek için dışarıdan hiçbir hormon uygulaması yapılmadı. Operasyon ve postoperatif kemik iyileşme sürecinde SOD aktivitesinde görülen artışın, kemik iyileşmesinden kaynaklandığı, MBK'nin kemik iyileşmesini hızlandırmasına rağmen, diğer kemik ksenogreftlerden daha fazla oksidatif reaksiyon oluşturmadığı saptandı.

Paskalev ve ark.[358] köpeklerin tibialarında kırık oluşturarak, serum CAT ve MDA düzeylerini analiz ettikleri çalışmalarında, kırık oluşumundan 2 hafta sonra bu iki parametrenin pik yaptığını, E vitamini verdikleri deney gruplarında ise, progresif bir artış olduğunu bildirmişlerdir. Halıcı ve ark.[357] rat tibialarında kırık oluşturduktan sonra melatonin verdikleri deney gruplarında ve kontrol gruplarında, 28. güne kadar yapılan ölçümlerde serum MDA seviyesinde azalma tespit etmişlerdir. Çalışmamızda da CAT (MBK; 1. hafta: 147.1, 2. hafta: 146.1, 3. hafta: 145.1, 4. hafta: 143.2, 6. hafta: 138.1, 12. hafta: 127.9, 24. hafta: 120.2, Kontrol grubu; 1. hafta: 148.8, 2. hafta: 146.8, 3.

hafta: 144.6, 4. hafta: 141.6, 6. hafta: 136.5, 12. hafta: 132.5, 24. hafta: 128.6, DKM; 1. hafta: 146.1, 2. hafta: 143.1, 3. hafta: 140.1, 4. hafta: 138, 6. hafta: 135.1, 12. hafta: 112.1, 24. hafta: 105.2, TKF; 1. hafta: 149.2, 2. hafta: 144.5, 3. hafta: 138.7, 4. hafta: 134.7, 6. hafta: 124, 12. hafta: 97.6, 24. hafta: 87, SKG; 1. hafta: 142.2, 2. hafta: 138.6, 3. hafta: 134.9, 4. hafta: 132.7, 6. hafta: 128.6, 12. hafta: 119.2, 24. hafta: 110.8) ve LPO (MBK; 1. hafta: 25.3, 2. hafta: 24.7, 3. hafta: 24.2, 4. hafta: 23.5, 6. hafta: 23.2, 12. hafta: 19.5, 24. hafta: 18.3, Kontrol grubu; 1. hafta: 25.8, 2. hafta: 25.4, 3. hafta: 24.6, 4. hafta: 23.7, 6. hafta: 22.1, 12. hafta: 20.3, 24. hafta: 19, DKM; 1. hafta: 24.1, 2. hafta: 23.4, 3. hafta: 23.1, 4. hafta: 22.5, 6. hafta: 21.5, 12. hafta: 17.2, 24. hafta: 14.1, TKF; 1. hafta: 27.9, 2. hafta: 26.7, 3. hafta: 26.4, 4. hafta: 25.5, 6. hafta: 24.8, 12. hafta: 18.4, 24. hafta: 15.1, SKG; 1. hafta: 24.1, 2. hafta: 23.5, 3. hafta: 22.9, 4. hafta: 22.4, 6. hafta: 20.7, 12. hafta: 17.5, 24. hafta: 16.2) seviyelerinde postoperatif 24. haftaya kadar azalma belirlendi. İkinci hafta ölçümlerinde bu iki parametrede de pik gözlenmedi. Ayrıca ölçülen CAT ve LPO değerleri açısından deney gruplarımız arasında istatistiksel olarak anlamlı bir fark bulunmadığı saptandı. Postoperatif dönem 2. hafta CAT ve LPO enzim ölçümlerinde pik görülmemesinin, çalışmamızda deney hayvanı olarak tavşan kullanılmasına bağlı olduğu ve kemik iyileşmesi sürecinde hayvan türleri arasında oksidatif reaksiyonlar ve antioksidan enzim düzeylerinin farklılık göstermesinden kaynaklanabileceği düşünüldü.

Hussey ve ark.'na[359] göre operatif müdahalelerde anestezinin verilmesiyle birlikte serum GST seviyesi artmaktadır. Araştırma sonuçlarımızda postoperatif dönemde GST seviyesi artmıştır. Postoperatif dönem 12 ve 24. hafta analizlerinde, GST seviyesi MBK grubunda en düşük (12. hafta: 13.6, 24. hafta:12.1), TKF grubunda ise en yüksek (12. hafta: 36.2, 24. hafta:45.4) olarak belirlendi. Antioksidan enzimlerin büyük çoğunluğunun stres nedeniyle artması gerçeğine bağlı olarak, kemik grefti materyali olarak kullandığımız MBK'nin diğer greft materyallerine göre 12 ve 24. haftalarda daha az oksidatif reaksiyon yaratarak kemik iyileşmesini sağladığı kanısına varıldı.

Tavşanların radius proksimal metafizlerinde oluşturulan defektlere, ortopedi rutininde sıklıkla kullanılan TKF, DKM ve SKG'in yanında yeni bir kemik ksenogreft materyali olan MBK uygulandı ve 1. 2. 3. 4. 6. 12. ve 24. haftalarda kemik iyileşmesi klinik, radyolojik, biyokimyasal ve histolojik olarak incelendi. Araştırma sonuçlarımıza göre kemik iyileşmesine büyük oranda katkı sağlayan MBK'nin, defektli alanın hemen üzerindeki kas dokuda yapılan ve CAT, SOD, MPx, GR, GSH, GST ve LPO enzim aktivitelerini içeren biyokimyasal analizlerinde diğer deney gruplarıyla arasında istatistiksel olarak anlamlı bir fark bulunmadı. Elde edilen biyokimyasal anlizlerin toplu olarak değerlendirilmesi sonucunda, yeni bir ksenogreft materyali olan MBK'nin rutinde kullanılan diğer kemik ksenogreftlerine göre yumuşak dokuda da minumum düzeyde serbest radikal oluşumuna neden olduğu ve kemik iyileşmesini oksidatif strese yol açmadan sağlamasının, diğer ksenogreftlerle karşılaştırıldığında MBK için bir avantaj olduğu sonucuna varıldı.

6. SONUÇ

Yapılan güncel literatür taramalarında, daha çok MBK'nin yapısal özellikleri nedeniyle greft materyali olarak kullanılabilirliğinin belirlenmesini amaçlayan invitro çalışmalarla karşılaşıldı. MBK'nin kemik ksenogrefti değerinin saptanması için sadece dört haftalık postoperatif kısa dönem sonuçlarını içeren bir invivo çalışmanın bulunduğu görüldü. Beşeri ortopedi rutinine giren DKM, SKG, TKF ve MBK'nin kemik ksenogrefti olarak kullanıldığı ve postoperatif dönem 24 hafta gibi uzun bir süreyle greft uygulanan defektli alanda şekillenen kemik iyileşmesinin, klinik, radyolojik, biyokimyasal ve histolojik bulgular açısından karşılaştırıldığı çalışmamızda, karşılaştırması yapılan diğer ksenogreftlerde olduğu gibi, MBK de, hiç bir denekte lokal ya da genel bir klinik bulgu ve red reaksiyonu oluşumuna yol açmadı. Greft uygulanan bölgeye bitişik kas dokusundan yapılan antioksidan enzim ölçüm sonuçları, tüm gruplarda birbirine uyumlu olarak gözlendi. Diğer tüm greft gruplarında GST seviyelerinde artış izlenmesine rağmen, yalnız MBK grubunda gözlenen azalma, MBK'nin en az düzeyde oksidatif reaksiyon oluşturarak kemik iyileşmesini sağladığını gösterdi. Radyolojik skorlamada DKM, TKF ve SKG'nin arkasında ve kontrol grubunun önünde yer alan MBK, histolojik skorlamada TKF'ın arkasında, ancak SKG, DKM ve kontrol gruplarının önünde yer aldı. Radyolojik ve histolojik skorlar arasında yapılan korelasyon testinde, en yüksek uyumluluğu MBK grubu gösterdi, daha sonraki sıralamanın TKF, SKG, DKM ve kontrol grupları şeklinde olduğu belirlendi.

Klinik, biyokimyasal, radyolojik ve histolojik bulgular, MBK'nin, beşeri rutinde kullanılan ve kemik iyileşmesine katkıları araştırmalarda kanıtlanmış olan diğer kemik ksenogreftleriyle, başarıyla rekabet edecek kadar iyi bir ksenogreft materyali olduğunu gösterdi. MBK'nin çok ucuza elde edilebilmesi, etilen oksitle sterilizasyonunun yapılabilmesi ve kolaylıkla şekil verilebilmesi diğer ksenogreftlere karşı avantajları olarak değerlendirildi.

MBK'nin kemik ksenogrefti olarak kullanılması ile şekillenen kemik iyileşmesinin, kısa ve uzun postoperatif dönem elektron mikroskopik ve biyomekanik etkinliğinin belirlenmesini de amaçlayan, çok merkezli bağımsız bilimsel araştırmalar sonucunda, yeni bir kemik ksenogrefti olarak değerinin kesin bir şekilde belirlenebileceği, bu araştırmalardan olumlu sonuçlar elde edilmesiyle, T.C. Sağlık Bakanlığı patent başvurusu prosedürünü takiben, beşeri ve veteriner ortopedide rutin kullanıma girebilecek potansiyele sahip, yeni bir kemik ksenogreft materyali olduğu kanısına varıldı.

KAYNAKLAR

1. Durmuş AS, Ünsaldı E. Köpeklerde deneysel maddi kayıplı femur kırıklarında koral ve spongiyöz otogreft uygulamalarının karşılaştırılması. FÜ Sağlık Bil Derg 2001; 15(1): 101-112.

2. Walter MC, Lenehan TM, Smith GK, Matthiesen DT, Newton CD. Treatment of severely communited diaphiseal fractures in the dog, using standart bone plates and autogenous canceloous bone graft to span fracture gaps:11 cases(1979-1983). JAVMA 1986; 189(4): 457-462.

3. Oh T, Rahman M, Lim JH, Park MS, Kim DY, Yoon Jh, Kim WH, et al. Guided bone regeneration with beta-tricalcium phosphate and poly L-lactide-co-glycolide-co-epsilon-caprolactone membrane in partial defects of canine humerus. J Vet Sci 2006; 7(1): 73-77.

4. Millis DL, Martinez SA. Bone Grafts. In Slatter DH ed. Textbook of Small Animal Surgery. Philadelphia: Saunders, 2003:1875-1891.

5. Balçık C, Şenköylü A, Koç N, Timuçin M, Korkusuz P, Korkusuz F. Segmenter defekt içeren uzun kemik kırıklarının tedavisinde kullanılan gözenekli hidroksiapatit ve kalsiyum fosfat seramik bloklarının in vivo uyumluluğu. J Arthroplasty & Arthroscopic Surgery 2003; 14: 39-44.

6. Poss R. Orthopedic knowledge update. Calcium sulfate-and calciumphosphate-based bone substitutes. Orthop Clin North Am1999; 30: 615-622.

7. Miranda ES, Cardaso FTS, Filho JFM, Barreto MDR, Teixseria RMM, Wanderley AL, Fernandes KE. Organic and inorganic bone graft use in rabbits' radius surgical fractures repair: an experimental and comparative study, Acta Ortop Bras 2005; 13(5): 245-248.

8. Mclain DL, Brown SG. Fixation of radius and ulna fractures in the immature dog and cats. Rewiev of popular techniques and a report of eight case using plate fixation. Vet Surg 1982; 11: 140-145.

9. Alexander J. Bone grafting. Vet Clin North Am Small Anim Pract 1987; 17: 811-819.

10. Brinker WP, Bone Grafting. In Brinker WP, Piermattei DL, Flo GL, eds. Small Animal Orthopedics Fracture and Repair. Philadelphia: WB Saunders Company, 1997:147-153.

11. Zipfel GJ, Guiot BH, Fessler RG. Bone grafting. Neurosurg Focus 2003; 14(2): Article 8.

12. Fox SM. Cancellous bone grafting in the dog: An overview. J Am Anim Hosp Assoc 1984; 20: 840-848.

13. Griffon DJ. Evaluation of osteoproductive biomaterials: Allograft, bone inducing agent, bioactive glass and ceramics. Academic Dissertation 2002.

14. Einhorn TA. Current concepts review: enhancement of fracture healing. J Bone Joint Surg 1995; 77(A): 940-956.

15. Iain H, Kalfas MD. F.A.C.S. Neurosurg Focus 2001; 10(4):Article 1.

16. Junqueria LC, Carnerio J, Kelley RO. Basic Histology. Appleton & Lange Company, 1989:136-153.

17. Baron R. Anatomy and ultrastructure of Bone. In Favus MJ, ed. Primer on the Metabolic Bone Disease and Disorder of Mineral Metabolism. Lippincot-Raven Company, 1993: 3-9.

18. Recker RR. Embryology, Anatomy and Microstructure of Bone. In Coe FI, Favus MJ, eds. Disorders of Bone and Mineral Metabolism. New York: Roven, 1992: 219-240

19. Ruimerman R. Modeling and remodeling in bone tissue. Eindhoven: University Press Facilities, 2005: 1-8.

20. Reece WO. Dukes' physiology of domestic animals 12th ed. Yıldız S. Dukes Veteriner Fizyoloji, Okumuş Z. Kıkırdak, Kemikler ve Eklemler. Malatya, Medipres, 2004:591-602.

21. Stevenson JC, Marsh MS. An Atlas of osteoporosis. 3. Baskı, London: Novartis, 2007:1-19.

22. Soydan N. Genel histoloji. İstanbul: İ.Ü. Basımevi ve Film Merkezi, 1985:100-119.

23. Marieb EN. Human anatomy and physiology. The Benjamin/Cummings Publishing Company, Inc. 1998:6.

24. Erdoğan D. Hatiboğlu M, Görgün M, Ilgaz C. Genel Histoloji. Ankara, Hatiboğlu yayınevi, 1999:107-117.

25. Erimoğlu C. İnsan anatomisi. İstanbul, İ.Ü. Basımevi ve Film Merkezi, 1990: 6-7.

26. Jee WSS. Integrated bone tissue physiology: Anatomy and Physiology. In Cowin SC, ed. Bone Mechanics Handbook. Florida: CRC Press, 2001:1- 68.

27. Schenk RK, Buser D, Dahlin C, Schenk RK. Guided Bone Regeneration in Implant Dentistry. Hong Kong: Quintessence publishing, 1994; 49-100.

28. Işık D. ER,CR:YSGG Lazer ve cerrahi frezle oluşturulan kemik defektlerinde kemik morfogenetik protein (BMP) ve greft materyali (B-TCP+HA) uygulanarak kemik iyileşmesinin histopatolojik olarak değerlendirilmesi. İÜ Sağlık Bilimleri Ens. Ağız, Diş, Çene Hastalıkları ve Cerrahisi Anabilim Dalı, Doktora Tezi, İstanbul, 2008.

29. Bilezikian JP, Raisz LG, Rodan GA. Principles of bone biology. San Diego: Academic Pres 1996; 3: 30-32.

30. Frost HM. Skeletal structural adaptations to mechanical usage (SATMU): 2. Redefining Wolff's law: the remodeling problem. Anat Rec 1990; 226: 414-422.

31. Aytekin Y. Solakoğlu S. Temel Histoloji. İstanbul: Nobel tıp kitabevi, 2003: 41-56.

32. Lanyon LE. Osteocytes, strain detection, bone modeling and remodeling. Calcif Tissue Int 1993; 53: 102.

33. Tomin E, Beksaç B, Lane JM. Amerika Birleşik Devletlerinde ortopedik girişimlerde otogreftlerin yerine kullanılan materyallere toplu bakış. Jour of Arth. & Arth. Surg 2002; 13(2): 114-129.

34. Younger EM, Chapman MW. Morbidity at bone graft donor sites. J orthop Trauma 1989; 3(3):192-195.

35. Martinez SA, Walker T. Bone Grafts. Vet Clin of North Am: Small Animal Practice 1999; 29(5): 1207-1219.

36. Özeç İ, Yeler H. Bone Morphogenetic Proteinler ve Osteoindüksiyon. Cumhuriyet Üniv Diş Hek Fak Derg 2003; 6: 1.

37. Boyne PJ. Application of bone morphogenetic proteins in the treatment of clinical oral and maxillofacial osseous defects. J Bone Joint Surg Am 2001; 83: 146-150.

38. Ma Q, Mao T, Liu B, Zhao J, Chen F, Wang H, Zhao M. Vascular osteomuscular autogreft prefabrication using coral, type I collagen and recombinant human bone morphogenetic protein-2. Br J Oral Maxillofac Surg 2000; 38: 561-564.

39. Wolfe MW, Salkeld SL, Cook SD. Bone morphogenetic proteins in the treatment of non-unions and bone defects: historical perspective and current knowledge. The University of Pennsylvania Orthopaedic Journal 1999; 12: 1-6.

40. Kılıçoğlu SS. Mikroskobi Düzeyinde Kırık İyileşmesi. Ankara Üniv Tıp Fak Mecm 2002; 55(2): 143-150.

41. Brond AR. Rubin TC. Fracture Healing. Surgery of the Musculoskeletal System. New York: Churchill Livingstone, 1990: 93-114.

42. Palma D. The Management of Fractures and Dislocations. London: WB Saunders, 1970: 10-20.

43. Gartner LP, Hiatt James L. Color Textbook of Histology. 1997: 114-130.

44. Ozaki A.Role of fracture hematoma and periyosteum during fracture healing in rats. Interaction of fracture hematoma and the periyosteum in the initial step of the healing process. J Orthop Sci 2000; 5(1): 64-70.

45. Miller MD. Review of Orthopaedics. 3rd edition. Philadelphia 1999: 1-22.

46. Cruess RL. Healing of bone, tendon and ligament: Fractures. Philadelphia: Lippincott Co, 1984: 147-167.

47. Khan SN. Bone growth factors. Orthop Clin North Am 2000: 31(3): 375-388.

48. Candaş A. Slico-dessication yöntemi ile konserve edilen kemik homogreftlerin köpeklerde eksperimental uygulamaları üzerinde çalışmalar. A Ü Vet Fak Derg 1983; 30(1): 63-81.

49. Okumuş Z, Yıldırım ÖS. The Cuttlefish Backbone: A New Bone Xenograft Material? Turk J Vet Anim Sci 2005; 29: 1177-1184.

50. Van Heest A, Swiontkowski M. Bone-graft substitutes. Lancet 1999; 353: 28-29.

51. Yavuz MS. Otojen Spongioz kemik grefti ve kemik iliği ile kombine heterogreftin deneysel kemik kavitelerinde histopatolojik olarak karşılaştırılması. Atatürk Üniversitesi Sağlık Bilimleri Ens. Ağız Diş Çene Hastalıkları ve Cerrahisi Anabilim Dalı, Doktora Tezi, Erzurum, 2002.

52. Tuncay Ü. Diş Hekimliği Cerrahisinde Kullanılan Kemik Greftleri. Ege Üniversitesi Diş Hek Fak Derg 1989; 10:159-163.

53. De Boer HH. The history of bone graft. Clin Orthop 1988; 226: 292-298.

54. Johnson KA. Cancellous bone graft collection from the tibia in dogs. Vet Surg 1986; 15: 334-338.

55. Atay MH, Yılmaz FR. İki farklı kemik greftinin histopatolojik olarak incelenmesi. Dicle Tıp Derg 2005; 32(4): 172-178.

56. Gülsün B, Erol B, Yılmaz F. Sentetik bir kemik alloplastı ile ksenojenik bir kemik greftinin osteogenesis üzerine etkilerinin deneysel olarak araştırılması. Türk Oral Maksillofas Cer Derg 1997; 1: 1-9.

57. Stevenson S, Emery SE, Goldberg VM. Factors affecting bone graft incorporation. Clin Orthop Relat Res 1996; 324: 66-74.

58. Karaca İ, Çılbır Ö, Sabuncuoğlu B, Akbay C. Saf mineralize kemik grefti pyrostun membranlı ve membransız uygulamalarının kemik iyileşmesi üzerindeki etkilerinin deneysel olarak incelenmesi. Cumhuriyet Üniversitesi Diş Hek Derg 1999; 2(2): 91-97.

59. Lane JM, Sandhu HS. Current approaches to experimental bone grafting. Orthop Clin North Am 1987; 18(2): 213.

60. Shafiei Z, Bigham AS, Dehghani SN, Nezhad ST. Fresh cortical autograft versus fresh cortical allograft effects on experimental bone healing in rabbits: radiological, histopathological and biomechanical evaluation. Cell Tissue Bank 2009; 10(1):19-26.

61. Pokorny JJ, Davids H, Moneim M. Vaskularized bone graft for scaphoid nonunion. Tech Hand Up Extrem Surg 2003; 7: 32-36.

62. Keating JF, Mcqueen MM. Substitutes for autologous bone graft in orthopedic trauma. J Bone Joint Surg 2001; 82(B): 3-8.

63. Lind M, Bunger C. Factors stimulating bone formation. Eur Spine J 2001; 10(2): 102-109.

64. Marchesi DG. Spinal fusion: bone and bone substitutes. Eur Spine J 2000; 9: 372-378.

65. Floyd T, Ohnmeiss D. A metaanalysis of autograft versus allograft in anterior cervical fusion. Eur Spine J 2000; 9: 398-403.

66. Altunatmaz K. Kırık iyileşmesinin biyolojisi ve biyolojik osteosentez. İst Üniv Vet Fak Derg 2004; 30(1): 141-147.

67. Sailer HF, Pajarola GF. Cirurgia Bucal. Sao Paulo: Artes Medicas, 2000:213-316.

68. Altundal H, Sayrak H, Delilbaşı Ç. Effect of demineralized bone matrix on resorption of autogenous cortical bone graft in rats. Turk J Med Sci 2005; 35: 209-216.

69. Santoro F, Maiorana C, Rabagliati M. Long-term results with autogeneous onlay grafts in maxillary and mandibular artophy. J Long Term Effect Med Imp 1999; 9: 215-222.

70. Gazdag AR, Lane JM, Glaser D, Forster RA. Alternatives to autogeneous bone graft: Efficacy and indications. J Am Acad Orthop Surg 1995; 3:1-8.

71. Finkemeier CG. Bone-grafting and bone-graft substitutes. J Bone Joint Surg Am 2002; 84-A(3): 454–464.

72. Sauer HD, Schoettle H. The stability of osteosyntheses bridging defects. Arch Orthop Trauma Surg 1979; 95: 27-30.

73. Şimşek A, Çakmak G, Cila E. Kemik greftleri ve kemik greftlerinin yerini tutabilecek maddeler. TOTBİD 2004; 3: 3-4.

74. Greenwald AS, Boden SD, Goldberg VM, Khan Y, Laurencin CT, Rosier RN. Bone graft Substitutes: fact, fictions, and applications. J Bone Joint Surg Am 2001; 83(A): 98-103.

75. Szpalski M, Gunzburg R. Applications of calcium phosphate-based cancellous bone void fillers in trauma surgery. Orthopedics 2002; 25(5): 601-609.

76. Friedleander GE, Srong DM, Tomfort WW, Mankin HJ. Long-term follow-up of patients with osteochondral allografts. Orthop Clin North Am 1999; 30: 583-588.

77. Shors EC. Coralline bone graft substitutes. Orthop Clin North Am 1999; 30: 599-613.

78. Reddi AH, Wientroub S, Muthukumaran N. Biologic principles of bone induction. Clin Orthop 1987; 18(2): 207-212.

79. Cook SD, Salkeld SL, Patron LP. The effect of demineralized bone matrix gel on bone ingrowth and fixation of porous implants. J Arthoplaty 2002; 17: 402-408.

80. Bowers G, Felton F, Midletton C, Glynn D, Sharp S, Mellonig J, Corio R, et al. Histologic comparison of regeneration in human infrabony defects when osteogenin is combined with demineralized freze-dried bone allograft and with purified bovine collagen. J Periodontol 1991; 62: 690-702.

81. Urist MR. Bone: Formation by autoinduction. Science 1965; 150: 893-899.

82. Russell JL, Block JE. Clinical utility of demineralized bone matrix for osseous defect, arthrodesis and reconstruction: impact of processing techniques and study methodology. Orthopedics 1999; 22: 524-531.

83. Urist MR, Silverman BF, Buring K. The bone induction principle. Clin Orthop 1967; 53: 243-283.

84. Bernard GW. Healing and repair of osseous defects. Dent Clin North Am 1991; 35(3): 469.

85. Constantino PD, Friedman Cd. Soft-tissue augmentation and replacement in the head and neck. Otolaryngol Clin North Am 1994; 27: 1-12.

86. Songür M. Kaviter kemik defektlerinin tedavisinde xeno-osteoindüktif kemik protein ekstraktının kullanımı. Gazi Üniversitesi Tıp Fak Ortopedi ve Travmatoloji Anabilim Dalı, Uzmanlık Tezi, Ankara, 2007.

87. Stevenson S. Biology of bone graft. Orthop Clin North Am 1999; 30: 543-552.

88. Marx RE, Kline SE, Johnson RP, Malinin TI, Matthews JG, Gambil V. The use of freeze-dried allogenic bone in oral and maxillofacial surgery. J Oral Surg 1981; 39: 174-264.

89. Moore WR, Graves SE, Bain GI. Synthetic bone graft substitutes. ANZ J Surg 2001; 71: 354–361.

90. Bauer TW, Muschler GF. Bone graft materials: an overview of the basic science. Clin Orthop Relat Res 2000; 371: 10-27.

91. Olds RB. Autogenous cancellous bone grafting in small animals. J Am Anim Hosp Assoc 1973; 9: 430–435.

92. Morrone G, Guzzardella GA, Toricelli P. In vitro experimental research of rabbit chondrocytes biostimulation with diode laser Ga-Al-As. a preliminary study. Art Cells Blood Subs Immob Biotech 1998; 26(4): 437-439.

93. Nandi SK, Roy S, Mukherjee P, Kundu B, De DK, Basu D. Orthopaedic applications of bone graft & graft substitutes: a review. Indian J Med Res 2010; 132: 15-30.

94. Bojerab MJ, Ellison GW, Slocum B. Current Technique in Small Animal Surgery. Baltimore: Williams &Wilkins, 1998:910-913.

95. Fleming JE, Cornell CN, Muschler GF. Bone cells and matrices in orthopedic tissue engineering. Orthop Clin North Am 2000; 31(3): 357-374.

96. Boden SD, Lane JM, Finnegan M. Breakout session 2: Bone. Clin Orthop 1999; 367: 130-132.

97. Burchardt H. Biology of bone transplantation. Clin Orthop 1987; 18(2): 187-196.

98. Durucan C, Brown PW. Alfa-Tricalcium phosphate hydrolysis to hydroxyapatite at and near physiological temperature. J Mater Sci Mater In Med 2000; 11(6): 365-371.

99. Stevenson S. Bone grafting, In Slatter DH, ed. Textbook of Small Animal Surgery. Philadelphia: WB Saunders, 1993: 2:1694-1703.

100. Mendonça JCG, Rossi R, Inouye CM, Bazen DRP, Monteiro JCC, Mendonça JP. Morphology of autogenous bone graft and castor oil polyurethane in the infraorbital rim of rabbits: a comparative study. Acta Cirurgica Brasileria 2006; 21(5): 341-347.

101. Burwell RG. Osteogenesis in cancellous bone grafts: considered in terms of cellular changes, basic mechanisms and the perspective of growth-control and its possible aberrations. Clin Orthop 1965; 40: 35-47.

102. Enneking WF, Burchardt H, Puhl JJ, Piotrowski G. Physical an biological aspects of repair in dog cortical-bone transplants. J Bone Joint Surg Am 1975; 57-A(2): 237-252.

103. Levander G. A study of bone regeneration. Surg. Gynec and Obstet 1938; 67: 705-714.

104. Post RH, Heıple KG, Chase SW, Herndon CH. Bone grafts in diffusion chambers. Clin Orthop 1966; 44: 265-270.

105. Branemark PI, Breıne U, Adell R, Hansson B0, Lindstrom J, Ohlsson A. Intra-osseous anchorage of dental prostheses I. experimental studies. Scandinavian J Plast Reconstr Surg 1969; 3: 81-100.

106. Zucman P, Maurer P, Berbesson C. The Effects of autografts of bone and periosteum in recent diaphysial fractures. An experimental study in the rabbit. J Bone and Joint Surg 1968; 50-B: 409-422.

107. Lılly AD, Kelly PJ. Effects of venous ligation on bone remodeling in the canine tibia. J Bone and Joint Surg 1970; 52-A: 515-520.

108. Deleu J, Trueta J. Vascularisation of bone grafts in the anterior chamber of the eye. J Bone and Joint Surg 1965; 47-B: 319-329.

109. Siffert RS. Experimental bone transplants. J Bone and Joint Surg 1955; 37-A: 742-758.

110. Bridges JB, Pritchard JJ. Bone and cartilage induction in the rabbit. J Anat 1958; 92: 28-38.

111. Volkov M. Allotransplantation of joints. J Bone and Joint Surg 1970; 52-B: 49-53.

112. Boros J, Glauber A, Lenart Gy, Pinter J. Physical phenomena at the compression of bones. Symp Biol Hungarica 1967; 7: 133-152.

113. Gosain AK, Song L, Santoro TD, Amarante MTJ, Simmons DJ. Long-term remodeling of vascularized and nonvaskularized onlay bone graft: A macroscopic and microscopic analysis. Plast Reconstr Surg 1999; 103(5): 1443-1450.

114. Becker W, Becker BE, Caffesse R. A Comparison of demineralized freeze-dried bone and autologous bone to induce bone-formation in human extraction sockets. J Periodontol 1994; 65(12): 1128-1133.

115. Turner TM, Urban RM, Hall JD, Cheema N, Lim TH. Restoration of large bone defects using a hard-setting, injectable putty containing demineralized bone particles compared to cancellous autograft bone. Orthopedics 2003; 26(5): 561-565.

116. Boeck-Neto RJ, Gabrielli M, Lia R, Marcantonio E, Shibli JA, Marcantonio E Jr. Histomorphometrical analysis of bone formed after maxillary sinus floor augmentation by grafting with a combination of autogenous bone and demineralized freeze-dried bone allograft or hydroxyapatite. J Periodontol 2002; 73(3): 266-270.

117. Beaman FD, Bancroft LW, Peterson JJ. Imaging characteristics of bone graft materials. Radiographics 2006; 26: 373–388

118. Beaman FD, Bancroft LW, Peterson JJ, Kransdorf MJ. Bone graft materials and synthetic substitutes. Radiol Clin North Am 2006; 44: 451–461.

119. EnnekingWF, Campanacci DA. Retrieved human allografts: A clinicopathological study. J Bone Joint Surg Am 2001; 83A: 971–986.

120. Enneking WF, Mindell ER. Observations on massive retrieved human allografts. J Bone Joint Surg Am 1991; 73A:1123–1142.

121. Prolo DJ, Rodrigo JJ. Contemporary bone graft physiology and surgery. Clin Orthop Relat Res 1985; 200:322-342.

122. Jones CB, Mayo KA. Nonunion treatment iliac crest bone graft techniques. J Orthop Trauma 2005; 19(10): 11-13.

123. Burchardt H, Glowczewskie F, Miller G. Freeze-dried segmental fibular allografts in azathioprine-treated dogs. Clin Orthop Relat Res 1987; 218: 259–267.

124. Goldberg VM, Stevenson S. Natural history of autografts and allografts. Clin Orthop Relat Res 1987; 225: 7–16.

125. Gross TP, Jinnah RH, Clarke HJ, Cox QG. The biology of bone grafting. Orthopedics 1991; 14: 563–568.

126. Johnson AL, Stein LE. Morphologic comparison of healing patterns in ethylene oxide-sterilized cortical allografts and untreated cortical autografts in the dog. Am J Vet Res 1988; 49: 101–105.

127. Parikh SN. Bone graft substitutes in modern orthopedics. Orthopedics 2002; 25(11): 1301–1309.

128. Dragoo MR. Clinical and histological evaluation of autogenous iliac bone grafts in humans wound-healing 2 to 8 months. J. Periodontology 1973; 44(10): 599-613.

129. Moon HJ. Effects of calcium phosphate glass on bone formation in calvarial defects of Sprague-Dawley rats. J Mater Sci: Mater Med 2006; 17: 807-813.

130. Karaismailoğlu TN, Tomak Y, Andaç A, Ergün E. Posterior spinal füzyon oluşturmada otogreft, koral greft ve ksenogreft etkinliklerinin karşılaştırılması. Acta Orthop Traumatol Turc 2002; 36: 147-154.

131. Ferguson JF. Fracture of the humerus after cancellous bone graft harvesting in a dog. J Small Anim Pract 1996; 37(5): 232-234.

132. Wilson JW, Rhinelander FW, Stewart CL. Vascularization of cancellous chip bone graft. Am J Vet Res 1985; 46(8): 1691-1699.

133. Hierholzer C, Sama D, Toro JB, Peterson M, Helfet DL. Plate fixation of ununited humeral shaft fractures: Effect of type of bone graft on healing. J Bone Joint Surg 2006; 88A(7): 1442-1447.

134. Bostrom MP, Yang X, Kenan M, Sandhu H, Dicarlo E, Lane JM. An unexpected outcome during testing of commercially available demineralized bone graft materials: How safe are the nonallograft components? Spine 2001; 26: 1425-1428.

135. Pelker RR, Friedlander GE. Biomechanical aspects of bone autografts and allografts. Orthop Clin North Am 1987; 18: 235-239.

136. Burwell RG. Studies in the transplantation of bone. VII. The fresh composite homograft-autograft of cancellous bone. An analysis of factors leading to osteogenesis in marrow transplants and in marrow-containing bone grafts. J Bone and Joint Surg 1964; 46B: 110- 140.

137. Dyce J. Arthrodesis in the dog. In Practice 1996; 18(6): 267-279.

138. Newman-Gage H, Banked allogenic bone graft: An overwiev of current uses and theory. In Bojerab MJ, Ellison GW, Slocum B, eds. Current Techniques in Small Animal Surgery. Baltimore: Williams&Wilkins, 1998: 910-913.

139. Johnson KA. The effects of autologous bone grafting on bone healing after carpal arthrodesis in the dog. Vet Rec 1980; 107: 126-132.

140. Heiple KG, Goldberg VM, Powell AE. Biology of cancellous bone grafts. Clin Orthop 1987; 18: 179-185.

141. Albrektsson T. Repair of bone grafts. A vital microscopic and histological investigation in the rabbit. Scand J Plast Reconstr Surg 1980; 14(1): 1-12.

142. Martinez SA, Probst CW, Hauptman JG. Effects of a fixed compression load on the osteogenic effects of autogenous cancellous bone grafts in dogs. Am J Vet Res 1992; 53: 2381-2385.

143. Burchardt H. The biology of bone graft repair. Clin Orthop 1983; 174: 28-42.

144. DeVries WJ, Runyon CL, Martinez SA. Effect of volume variations on osteogenic capabilities of autogenous cancellous bone graft in dogs. Am J Vet Res 1996; 57: 1501-1505.

145. Henry WB, Wadsworth PL. Retrospective analysis of failures in the repair of severely communited long bone fractures using large diaphyseal allografts. J Am Anim Hosp Assoc 1981; 17: 535-546.

146. Sinibaldi KR. Evaluation of full cortical allografts in 25 dogs. J Am Vet Med Assoc 1989; 194(11): 1570-1577.

147. Hulsse DA. Pathophysiology of autologous cancellous bone grafts. Compend Contin Educ Pract Vet 1980; 11: 136-142.

148. Penwick RC, Mosier DA, Clark DM. Healing of canine autogenous cancellous bone graft donor sites. Vet Surg 1991; 20(4): 229-234.

149. Palmisano MP, Schrader SC. Premature closure of the proximal physis of the humerus in a dog as a result of harvesting a cancellous bone graft. J Am Vet Med Assoc 1999; 215: 1460-1462.

150. Richardson GL, Pool RR, Pascoe JR, Wheat JD. Autogenous cancellous bone grafts from the sternum in horses. Vet Surg 1986; 15: 9-15.

151. Stashak TS, Adams OR. Collection of bone grafts from the tuber coxae of the horse. J Am Vet Med Assoc 1975; 167(5): 397-400.

152. Harriss FK, Galuppo JD, Decock HEV, Mcduffee LA, Macdonald MH. Evaluation of a technique for collection of cancellous bone graft from the proximal humerus in horses. Vet Surg 2004; 33: 293-300.

153. Misheff MM, Stover SM, Pool RR. Corticocancellous bone biopsy from the 12th rib of standing horses. Vet Surg 1992; 21: 133-138.

154. Arrington ED, Smith WJ, Chambers HG, Bucknell AL, Davino NA. Complications of iliac crest bone graft harvesting. Clin Orthop 1996; 329: 300-309.

155. Ali H, Kamarul T, Ng LL, Penafort R. Procurement of cadaveric bone allografts: How long will it remain infection free. The Journal of the Asean Ortho Assoc 2005; 17(1): 45-48.

156. Beebe KS, Benevenia J, Tuy BE, Alex DePaula C, Harten RD, Enneking WF. Effects of a new allograft processing procedure on graft healing in a canine model. Clin Orthop Relat Res 2009; 467(1): 273-280.

157. Tomfort WW. Transmission of disease through transplantation of musculoskletal allografts. J Bone Joint Surg Am 1995; 77A(11): 1742-1754.

158. Goldberg VM, Stevenson S. The biology of bone grafts. Semin Arthoplasty 1993; 4(2): 58-63.

159. Akal ÜK, Cambazoğlu M. Kistektomi, Kronik enfeksiyon bölgelerinin küretajı ve apikal rezeksiyon operasyonu sonucunda oluşan kemik defektlerinde solventlerle dehidrate edilmiş spongiyoz kemik çipslerinin kullanılması. AÜ Diş Hek. Fak. Derg. 1995; 22: 103-108.

160. Boyce T, Edwards J, Scarborough N. Allograft bone: The influence of processing on safety and performance. Orthop Clin North Am 1999; 30: 571–581.

161. DePaula CA, Truncale KG, Gertzman AA, Sunwoo MH, Dunn MG. Effects of hydrogen peroxide cleaning procedures on bone graft osteoinductivity and mechanical properties. Cell Tissue Bank 2005; 6: 287–298.

162. Friedlaender GE, Mankin HJ, Sell KW. Osteochondral Allografts. MA: Little Brown and Co 1983; 233–238.

163. Swenson CL, Arnoczky SP. Demineralization for inactivation of infectious retrovirus in systemically infected cortical bone: in vitro and in vivo experimental studies. J Bone Joint Surg Am 2003; 85-A(2): 323-332.

164. Lane JM, Tomin E, Bostrom MP. Biosynthetic bone grafting. Clin Orthop 1999; 367: 107-117.

165. Bolander ME, Balian G. The use of demineralized bone matrix in the repair of segmental defects. Augmentation with extracted matrix proteins and a comparison with autologous grafts. J Bone Joint Surg Am 1986; 68(8): 1264-1274.

166. Killian JT, Wilkinson L, White S, Brassard M. Treatment of unicameral bone cyst with demineralized bone matrix. J Pediatr Orthop 1998; 18(5): 621-624.

167. Tiedeman JJ, Garvin KL, Kile TA, Connolly JF. The role of a composite, demineralized bone matrix and bone marrow in the treatment of osseous defects. Orthopedics 1995; 18(12): 1153-1158.

168. Lane JM, Bostrom MP. Bone grafting and new composite biosynthetic graft materials. Instr Course Lect 1998; 47: 525-534.

169. Edwards JT, Diegmann MH, Scarborough NL. Osteoinduction of human demineralized bone: characterization in a rat model. Clin Orthop Relat Res 1998; 357: 219-228.

170. Tiedeman JJ, Connolly JF, Strates BS, Lippiello L. Treatment of nonunion by percutaneous injection of bone marrow and demineralized bone matrix. An experimental study in dogs. Clin Orthop Relat Res 1991; 268: 294-302.

171. Alper G, Bernick S, Yazdi M, Nimni ME. Osteogenesis in bone defects in rats: the effects of hydroxyapatite and demineralized bone matrix. Am J Med Sci 1989; 298(6): 371-376.

172. Feighan JE, Davy D, Prewett AB, Stevenson S. Induction of bone by a demineralized bone matrix gel: a study in a rat femoral defect model. J Orthop Res 1995; 13(6): 881-891.

173. Munting E, Wilmart JF, Wijne A, Hennebert P, Delloye C. Effect of sterilization on osteoinduction. Comparison of five methods in demineralized rat bone. Acta Orthop Scand 1988; 59(1): 34-38.

174. Groeneveld EH, Burger EH. Bone morphogenetic proteins in human bone regeneration. Eur J Endocrinol 2000; 142: 9-21.

175. Reddi AH. Morphogenetic messages are in the extracellular matrix: biotechnology from bench to bedside. Biochem Soc Trans 2000; 28(4): 345-349.

176. Wang JC, Kanim LE, Nagakawa IS, Yamane BH, Vinters HV, Dawson EG. Dose-dependent toxicity of a commercially available demineralized bone matrix material. Spine (Phila Pa 1976) 2001; 26(13): 1429-1435.

177. Dickman CA. Osteoinductive demineralized bone: What's the risk? Spine (Phila Pa 1976) 2001; 26(13): 1409-1410.

178. Wozney JM, Rosen V, Byrne M, Celeste AJ, Moutsatsos I, Wang EA. Growth factors influencing bone development. J Cell Sci Suppl 1990; 13: 149-156.

179. Han B, Tang B, Nimni ME. Quantitive and sensitive in vitro assay for osteoconductive activity of demineralized bone matrix. J Orthop Res 2003; 21: 648-654.

180. Kornblut AD, Stark TW, Vap JG, deFries HO. The role of autografts, homografts, heterografts, and alloplastic implants in reconstructive head and neck surgery. Otolaryngol Clin North Am 1982; 15(1): 147-160.

181. Ross HC. The use of cortical xenografts in surgical bone repair. Canine Pract 1986; 13: 23-26.

182. Worth AJ, Thompson KG, Owen MC, Mucalo MR, Firth EC. Combined xeno/auto-grafting of a benign osteolytic lesion in a dog, using a novel bovine cancellous bone biomaterial. N Z Vet J 2007; 55: 143–148.

183. DeBowes RM, Grant BD, Bagby GW, Gallina AM, Sande RD, Ratzlaff MH. Cervical vertebral interbody fusion in the horse: a comparative study of bovine xenografts and autografts supported by stainless steel baskets. Am J Vet Res 1984; 45:191-199.

184. Kirker-Head CA. Recombinant bone morphogenetic proteins: novel substances for enhancing bone healing. Vet Surg 1995; 24(5): 408-419.

185. Vertenten G, Gasthuys F, Cornelissen M, Schacht E, Vlaminck L. Enhancing bone healing and regeneration: Present and future perspectives in veterinary orthopaedics. Vet Comp Orthop Traumatol 2010; 23: 153–162.

186. Toricelli P, Fini M, Giavaresi G, Rimondini L, Giardino R. Characterization of bone defect repair in young and aged rat femur induced by xenogenic demineralized bone matrix. J Periodontol 2002; 73: 1003-1009.

187. Dehghani SN, Bigham AS, Nezhad ST, Shafiei Z. Effect of bovine fetal growth plate as a new xenograft in experimental bone defect healing: radiological, histopathological and biomechanical evaluation. Cell Tissue Bank 2008; 9: 91–99.

188. Carneıro E, Garcıa RB, Olıveıra RC, Moraes FG, Menezes R, Letra A, Canova GC, Cestari TM, Granjeiro JM. Microscopic and radiographıc analysis of the effect of particle size of demineralized bovine cancellous bone matrix on the repair of bone defects in femurs of rabbits. J Appl Oral Sci 2005; 13(2): 157-162.

189. Damien CJ, Parsons JR. Bone graft and bone graft substitutes: a review of current technology and applications. J Appl Biomater 1991; 2(3): 187-208.

190. Hadjipavlou AG, Simmons JW, Yang J, Nicodemus CL, Esch O, Simmons DJ. Plaster of Paris as an osteoconductive material for interbody vertebral fusion in mature sheep. Spine (Phila Pa 1976) 2000; 25(1): 10-15.

191. Brekke JH, Toth JM. Principles of tissue engineering applied to programmable osteogenesis. J Biomed Mater Res 1998; 43(4): 380-398.

192. Moore DC, Chapman MW, Manske D. The evaluation of a biphasic calcium phosphate ceramic for use in grafting long bone diaphyseal defects. J Orthop Res 1987; 5:356-365.

193. Salyer KE, Hall CD. Porous hydroxyapatite as an onlay bone-graft substitute for maxillofacial surgery. Plast Reconstr Surg 1989; 84(2): 236-244.

194. Chapman MW, Bucholz R, Cornell C. Treatment of acute fractures with a collagen-calcium phosphate graft material. A randomized clinical trial. J Bone Joint Surg Am 1997; 79(4): 495-502.

195. Heise U, Osborn JF, Duwe F. Hydroxyapatite ceramic as a bone substitute. Int Orthop 1990; 14(3): 329-338.

196. Boyde A, Corsi A, Quarto R, Cancedda R, Bianco P. Osteoconduction in large macroporous hydroxyapatite ceramic implants: Evidence for a complementary integration and disintegration mechanism. Bone 1999; 24(6): 579-589.

197. Grimm B, Blom AW, Miles AW, Turner IG. In vitro endurance testing of bone graft materials for impaction grafting. Bioceramics 2002; 14: 375-378.

198. Nich C, Sedel L. Bone substitution in revision hip replacement. Int Ortho 2006; 30: 525-531.

199. Frayssinet P, Trouillet JL, Rouquet N, Azimus E, Autefage A. Osseointegration of macroporous calcium phosphate ceramics having a different chemical composition. Biomaterials 1993; 14(6): 423-429.

200. Daculsi G, Passuti N, Martin S, Deudon C, Legeros RZ, Raher S. Macroporous calcium phosphate ceramic for long bone surgery in humans and dogs. Clinical and histological study. J Biomed Mater Res 1990; 24(3): 379-396.

201. Oonishi H, Iwaki Y, Kin N, Kushitani S, Murata N, Wakitani S, Imoto K. Hydroxyapatite in revision of total hip replacements with massive acetabular defects: 4- to 10-year clinical results. J Bone Joint Surg Br 1997; 79(1): 87-92.

202. Altermatt S, Schwöbel M, Pochon JP. Operative treatment of solitary bone cysts with tricalcium phosphate ceramic. A 1 to 7 year follow-up. Eur J Pediatr Surg 1992; 2(3): 180-182.

203. Bucholz RW, Carlton A, Holmes RE. Hydroxyapatite and tricalcium phosphate bone graft substitutes. Ortho Clin North Am 1987; 18(2): 323-334.

204. Jarcho M. Calcium phosphate ceramics as hard tissue prosthetics. Clin Orthop Relat Res 1981; 157: 259-278.

205. Goldberg VM, Stevenson S, Shaffer JW. Biology of autografts and allografts. In bone and cartilage allografts. Park Ridge 1991: 3-13.

206. Constantz BR, Ison IC, Fulmer MT, Poser RD, Smith ST, VanWagoner M, Ross J, Goldstein SA, Jupiter JB, Rosenthal DI. Skeletal repair by in situ formation of the mineral phase of bone. Science 1995; 267(5205): 1796-1799.

207. Petite H, Viateau V, Bensaid W, Meunier A, de Pollak C, Bourguignon M, Oudina K, Sedel L, Guillemin G. Tissue-engineered bone regeneration. Nat Biotechnol 2000; 18(9): 959-963.

208. Kurashina K, Kurita H, Wu Q, Ohtsuka A, Kobayashi H. Ectopic osteogenesis with biphasic ceramics of hydroxyapatite and tricalcium phosphate in rabbits. Biomaterials 2002; 23(2): 407-412.

209. Saraswathy G, Pal S, Rose C, Sastry TP. A Novel bio-inorganic bone implant containing deglued bone, chitosan and gelatin. Bull Mater Sci 2001; 24(4): 415-420.

210. Holmes R, Mooney V, Bucholz R. A coralline hydroxyapatite bone graft substitute. Clin Orthop 1984; 188: 252-262.

211. Urist M. The search for and the discovery of bone morphogenic protein (BMP). In Urist M, Burwell RG, eds. Bone grafts derivates and subsitutes. Butterworth-Heinemann: Oxford, 1994: 315-362.

212. Miyamoto Y, Ishikawa K, Fukao H. In vivo setting behavior of fast setting calcium phosphate cement. Biomaterials 1995; 16: 850-860.

213. Kurashina K, Kurita H, Hirano M. In vivo study of calcium phosphate cements: Implantation of an alpha-tricalcium phosphate/dicalcium phosphate dibasic/tetracalcium phosphate monoxide cement paste. Biomaterials 1997; 18: 539-543.

214. Jupiter JB, Winters S, Sigman S. Repair of five distal radius fractures with an investigational bone cement: A preliminary report. J Orthop Trauma 1997; 11:110-116.

215. Kopylov P, Jonsson K, Thorngren KG. Injectable calcium phosphate in the treatment of distal radius fractures. J Hand Surg Br 1996; 21: 768-771.

216. Amaratunga T. The role of Cephalopods in the marine ecosystem. In Caddy JF, ed. Advances in assessment of world Cephaopod resources. Rome: FAO Fish Tech Pap, 1983: 379.

217. Cole PD, Adamo SA. Cuttlefish (Sepia officinalis: Cephalopoda) hunting behavior and associative learning. Anim Cogn 2005; 8: 27–30.

218. Teichert C. Main features of cephalopod evolution. In Clark M, Trueman E, eds. The Mollusca: paleontology and neonatology of cephalopods. San Diego: Academic, 1988: 215-288.

219. Demir M. Boğaz ve Adalar sahillerinin omurgasız dip hayvanları. Hidrobiol Mecm İstanbul 1952; 2: 615.

220. Katağan T, Benli HA. New Cephalopod (Mollusca) species for the Turkish seas. Doğa-Tr. J Zool 1990; 14: 156-161.

221. Katağan T, Kocataş A. Note preliminaire sur les cephalopodes des eaux Turques. Rapp. Comm. Int Mer Medit 1990; 32 (1): 242.

222. Roper CFE, Sweeney MJ, Nauen CE. Cephalopods of the world. An annotated and illustrated catalogue of species of interest to fisheries. FAO Fish Synop 1984; 125(3): 277.

223. Salman A, Katagan T. Türkiye denizlerindeki kafadanbacaklıların (Cephalopoda) av verimleri. Türkiye Türk Sucul Yaşam Derg 2004; 2(2): 25-32.

224. Mangold-Wirz K. Biologie des cephalopodes bentiques et nectoniques. De La Mer Catalane 1963; 13: 1-285.

225. Chiao CC, Hanlon RT. Cuttlefish camouflage: visual perception of size, contrast and number of white squares on artificial checkerboard substrata initiates disruptive colaration. J Exp Biol 2001; 204: 2119-2125.

226. Chiao CC, Hanlon RT. Cuttlefish cue visually on area-not shape or aspect ratio- of light object in the substrate to produce disruptive body patterns for camouflage. Biol Bull 2001; 201: 269-270.

227. Barbosa A, Florio CF, Chiao CC, Hanlon RT. Visual background features that elicit mottled body patterns in cuttlefish, Sepia officinalis. Biol Bull 2004; 207: 154.

228. Grable MM, Shashar N, Gilles NL, Chiao CC, Hanlon RT. Cuttlefish body patterns as a behavioral assay to determine polarization perception. Biol Bull 2002; 203: 232-234.

229. Ivankovic H, Gallego Ferrer G, Tkalcec E, Orlic S, Ivankovic M. Preparation of highly porous hydoxiapatite from cuttlefish bone. J Mater Sci 2009; 20: 1039-1046.

230. Murugan R, Ramakrishna S, Panduranga Rao K. Nanoporous hyroxy-carbonate apatite scaffold made of natural bone. Materials Letters 2006; 60: 2844–2847.

231. Birchall JD, Thomas NL. On the architecture and function of cuttlefish bone. Journal Of Materıals Scıence 1983; 18: 2081-2086.

232. Rocha JHG, Lemos AF, Agathopoulos S, Valerio P, Kannan S, Oktar FN, Ferreira JMF. Scaffolds for bone restoration from cuttlefish. Bone 2005; 37: 850–857.

233. Sarin P, Lee SJ, Apostolov ZD, Kriven WM. Porous biphasic calcium phosphate scaffolds from cuttlefish bone. J Am Ceram Soc 2011; 94 (8): 2362–2370.

234. Ivankovic H, Orlic S, Tkalcec E, Gallego Ferrer G. Kinetics of hydroxyapatite formation from cuttlefish bones. 10th ECerS Conf 2007; 942-947

235. Falını G, Fermani S. Chitin mineralization. Tissue engineering 2004; 10(1/2): 1-6.

236. Lee SJ, Lee YC, Yoon YS. Characteristics of calcium phosphate powders synthesized from cuttlefish bone and phosphoric acid. J Ceram Process Res 2007; 8(6): 427–430.

237. Rocha JHG, Lemos AF, Agathopoulos S, Kannan S, Valerio P, Ferreira JMF. Hydrothermal growth of hydoxyapatite scaffolds from aragonitic cuttlefish bones. J Biomed Mater Res 2006; 77A: 160-168.

238. Ivankovic H, Tkalcec E, Orlic S, Gallego Ferrer G, Schauperl Z. Hydroxyapatite formation from cuttlefish bones: Kinetics. J Mater Sci Mater Med 2010; 21: 2711–2722.

239. Green D, Walsh D, Mann S, Oreffo ROC. The potential of biomimesis in bone tissue engineering: Lessons from the design and synthesis of invertebrate skeletons. Bone 2002; 30: 810–815

240. Wiesmann HP, Joos U, Meyer U. Biological and biophysical principles in extracorporal bone tissue engineering. Part II. Int J Oral Maxillofac Surg 2004; 33: 523–30.

241. Wilson RM, Elliott JC, Dowker SEP. Rietveld refinement of the crystallographic structure of human dental enamel apatites. American Mineralog 1999; 84: 1406–1414.

242. Dick Schroeder, Cuttlebone: What Is It?, (çevrimiçi) http://www.birdchannel.com/bird-magazines/bird-talk/archives/articles/bird-nutrition-2004-02-27-1237.aspx, 1 Kasım 2011.

243. Belce A. Mineraller. In Onat T, Emerk K, Sözmen EY eds. İnsan biyokimyası. Ankara: Palme Yayıncılık, 2006: 593-595.

244. Sözbilir NB, Bayşu N. Biyokimya. Ankara: Güneş tıp kitabevleri, 2008: 43-47.

245. Yıldırım ÖS, Okumuş Z, Kızılkaya Me, Özdemir Y, Durak R, Okur A. Comparative quantative analysis of sodium, magnesium, potassium and calcium in healthy cuttlefish backbone and non-pathological human elbow bone. Can J Anal Sci Spect 2007; 52(5): 270-275.

246. Kannan S, Rocha JHG, Agathopoulos S, Ferreira JMF. Fluorine-substituted hydroxyapatite scaffolds hydrothermally grown from aragonitic cuttlefish bones. Acta Biomaterial 2007; 3: 243–249.

247. Shamsuria O, Fadilah AS, Asiah AB, Rodiah MR, Suzina AH, Samsudin AR. In vitro cytotoxicity evaluation of biomaterials on human osteoblast cells CRL-1543; hydroxyapatite, natural coral and polyhydroxybutarate. Med J Malaysia 2004; 59B:174-175.

248. Akkuş T. Serbest radikaller ve fizyopatoljik etkileri. Konya: Mimoza Yayınları, 1995: 1-80.

249. Georgieva NV. Oxidative stress as a factor of disrupted ecological oxidative balance in biological systems – A Review. Bulgarian J Vet Med 2005; 8: 1-11.

250. Kanfer JG, Ashwell JJ, Burns JJ. Formation of L-lyxonic and L-xylonic acids from L-ascorbic acid in rat kidney. J Biol Chem 1960; 235: 2518–2521.

251. Naidu KA. Vitamin C in human health and disease is still a mystery? An overview. J Nutr 2003; 2: 1-10.

252. Malo C, Wilson JX. Glucose modulates vitamin C transport in adult human small intestinal rush border Membrane Vesicles. J Nutr 2000; 130: 63–69.

253. Huges DA. Dietary antioxidants and human immune function. Founda. British Nutr 2000; 25: 35-41.

254. Halpern SL. Quick reference to clinical nutrition a guide for physicians. America 1979; 175-176.

255. Belaiche J, Burette A, De Vos M, Louis E, Huybrechts M, Deltenre M. Observational survey of NSAID-related upper gastro-intestinal adverse events in Belgium. Acta Gastroenterol Belg 2002; 65: 65-73.

256. Brendan JRW. Mechanisms underlying intestinal injury induced by anti-inflammatory COX inhibitors. Eur J Pharmacol 2004; 500: 427–439.

257. Schmassmann A. Mechanisms of ulcer healing and effects of nonsteroidal anti-inflammatory drugs. Am J Med 1998; 104: 43–51.

258. Halliwell B, Gutteridge JMC. Oxygen toxicity, oxygen radicals, transition metals and disease. Biochem J 1984; 219: 1-14.

259. Weıs SJ, LoBuglio AF. Biology of disease: Phagocyte-generated oxygen metabolites and cellular injury. Lab Invest 1982; 47: 5-18.

260. Takeuchi K, Kagawa S, Mimaki H, Aoi M, Kawauchi S. COX and NOS isoforms involved in acid-induced duodenal bicarbonate secretion in rats. Dig Dis Sci 2002; 47: 2116–2124.

261. Buonocore G, Groenendaal F. Anti-oxidant strategies. Seminars in Fetal & Neonatal Med 2007; 1-9.

262. Slater TF, Cheeseman KH, Davies MJ, Proudfooat K, Xin W. Nutritional aspects of free radicals. Pro Nutr Soc 1987; 46: 1-12.

263. Gutteridge JMC. Lipid Peroxidation and antioxidants as biomarkers of tissue damage. Clin Chem 1995; 41(12): 1819-1828.

264. Auroma O. Free radicals, antioxidants and international nutrition review. Asia Pacific J Clin Nutr 1999; 8: 53- 63.

265. Halliwell B. Tell me about radicals, doctor: a review. J Royal Society of Med 1989; 82: 747-752.

266. Ames BN, Shigenaga MK, Hagen TM. Oxidants, antioxidants, and the degenerative diseases of aging. Proc Natl Acad Sci 1993; 90: 7915-7922.

267. Robison TW, Murphy JK, Beyer LL, Richters A, Forman HJ. Depression of stimulated arachidonate metabolism and superoxide production in rat alveolar macrophages following in vivo exposure to 0,5 ppm NO2. J Toxicol Environ Health 1993; 38: 273-92.

268. Aslan R, Dündar Y. Bir fizyolojik eleman ve radikal olarak azot oksit. Hay Araş Derg 1998; 8: 34-38.

269. Halıcı M. Ratlarda indometazin ile oluşturulan ülser modelinde "Usnea Longıissima" dan elde edilen su ekstresinin antiülserojenik ve bazı antioksidan enzim aktiviteleri üzerine etkilerinin araştırılması. Atatürk Üniversitesi Sağlık Bilimleri Ens. Biyokimya Anabilim Dalı, Yüksek Lisans Tezi Erzurum, 2003.

270. Baccanari DP. Coupled oxidation of NADPH with thiols at neutral pH. Biochem and Biophys 1978; 191: 351-357.

271. Dengiz GO, Odabasoglu F, Halici Z, Suleyman H, Cadirci E, Bayir Y. Gastroprotective and antioxidant effects of amiodarone on indomethacin-induced gastric ulcers in rats. Arch Pharm Res 2007; 30 (11): 1426–1434.

272. Houston M, Estevez A, Chumley P, Aslan M, Marklundi S, Parks DA, Freeman BA. Binding of xanthine oxidase to vascular endothelium. J Biol Chem 1999; 274: 4985–4994.

273. McCord JM. Oxygen-derived free radicals in postistemic tissue injury. The New England J Med 1985; 312: 159-163.

274. Hırata F, Hayaishi O. Possible participation of superoxide anion in the intestinal tryptophan 2,3 -dioxygenase reaction. J Biol Chem 1971; 25: 7825.

275. Davies KJA, Goldberg AL. Oxygen radicals stimulate intracellular proteolysis and lipid peroxidation by independent mechanisms in erythrocytes. J Biol Chem 1987, 262. 8220-8226.

276. Marnett LJ. Lipid peroxidation—DNA damage by malondialdehyde. Mutat Res 1999; 424: 83–95.

277. Halıcı M, Turk CY, Canoz O, Narin F, Güney A. Effect of melatonin on fracture healing in rats. Journal of bone and Joint Surg 2005; 88(B):1-32.

278. Halliwell B, Chirico S. Lipid peroxidation: its mechanism, measurement, and significance. Am J Clin Nutr 1993; 57: 715-725.

279. Maraschıello C, Sárraga C, García RJA. Glutathione peroxidase activity, TBARS, and a-tocopherol in meat from chickens fed different diets. J Agric Food Chem 1999; 47: 867-872.

280. Renerre M, Poncet K, Mercier Y, Gatellier P, Métro B. Influence of dietary fat and vitamin E on antioxidant status of muscle of turkey. J Agric Food Chem 1999; 47: 237-244.

281. Haliwel B, Gutteridge JMC, Cross CE. Free Radicals Antioxidants and Human Disease, Where are we now? J La Cli Med 1992; 119(6): 598-620.

282. Ji LL, Fu RG, Mitchell E. Glutathione antioxidant enzyme skeletal muscle: Effect fiber type exercise intensity. J Appl Physiol 1992; 73: 1854-1859.

283. Ji LL, Dillon D, Wu E. Alteration of antioxidant enzymes with aging in rat skeletal muscle and liver. Am J Physiol 1990; 258: 918-923.

284. Ikeda Y, Anderson JH, Long DM. Oxygen free radicals in the genesis of traumatic and peritumoral brain edema. Neurosurgery 1989; 24: 679-684.

285. Oda T, Nakai I, Mitou M, Yamagisi H, Oka T, Yoshikawa T. Role of oxygen radicals and synergistic effect of superoxide dismutase and catalase on ischemia reperfusion injury of the rat pancreas. Transplant Proc 1992; 24: 797-798.

286. Rangan U, Bulkley GB. Prospects for treatment of free radical mediated tissue injury. Br Med Bull 1993; 49: 700-718.

287. Cornell CN, Lane JM. Newest factors in fracture healing. Clin Orthop 1992; 277: 297-311.

288. Turgut A, Göktürk E, Köse N, Kaçmaz M, Oztürk HS, Seber S. Oxidant status increased during fracture healing in rats. Acta Orthop Scand 1999; 70: 487-490.

289. Durak K, Bilgen OF, Kaleli T, Tuncel P, Ozbek R, Turan K. Antioxidant effect of alpha-tocopherol on fracture haematoma in rabbits. J Int Med Res 1996; 24: 419-424.

290. Welbourn CR, Goldman G, Paterson IS, Valeri CR, Shepro D, Hechtman HB. Pathophysiology of ischaemia reperfusion injury: Central role of the neutrophil. Br J Surg 1991; 78: 651-655.

291. Alarcon C, Nieto A, Martin MJ, Cabre F, Herrieras J, Motilva V. Gastric toxicity of racemic ketoprofen and its enantiomers in rats: Oxygen radical generation and COX-expression. Inflamm Res 2002; 51: 51–57.

292. Abdel-Wahab MH, Arafa HMM, El-Mahdy MA, Abdel-Naim AB. Potential protective effect of melatonin against dibromoacetonitrile-induced oxidative stres in Mouse stomach. Pharm Res 2002; 46: 287-293.

293. Bayır Y. Usnea longissima ACH. Liken türünden izole edilen difraktaik asitin indometazin ülseri üzerine koruyucu etkisi ve in-vivo antioksidan özelliklerinin araştırılması. Atatürk Üniversitesi, Sağlık Bilimleri Enstitüsü, Biyokimya Anabilim Dalı, Yüksek Lisans Tezi, Erzurum, 2004.

294. Ohkawa H, Ohishi N, Yagi K. Assay for lipid peroxides in animal tissues by thiobarbituric acid reaction. Anal Biochem 1979; 95: 351–358.

295. Sedlak J, Lindsay RHL. Estimation of total and nonprotein sulfhydryl groups in tissue with Elman's reagent. Anal Biochem 1968; 25: 192–205.

296. Sun Y, Larry WO, Ying LA. Simple method for clinical assay of superoxide dismutase. Clin Chem 1988; 34(3): 497–500.

297. Aebi H. Catalase. Medhod Enzymol 1984; 105: 121-126.

298. Habig WH, Jakoby WB. Assays for differentiation of glutathione-S-transferase. Methods Enzymol 1981; 77: 398–405.

299. Carlberg I, Mannervik B. Glutathione reductase. Methods Enzymol 1985; 113: 484–490.

300. Bradley PP, Priebat DA, Christensen RD, Rothstein G. Measurement of cutaneous inflammation: Estimation of neutrophilcontent with an enzyme marker. J Invest Dermatol 1982; 78: 206–209.

301. Heiple KG, Goldberg VM, Powel AE, Bos GD, Zika JM. Biology of cancellous bone grafts. Orthop Clin North Am 1987; 18: 179-185.

302. Walsh WR, Morberg P, Yu Y, Yang Jl, Haggard W, Sheath PC, Svehla M, et al. Response of a calcium sulfate bone graft substitute in a confined cancellous defect. Clin Orthop 1995; 406: 228-236.

303. Göğüş A, Şener N, Akman Ş, Bilgiç B. Kemik defektlerinin iyileştirilmesinde kalsiyum sülfat ve kalsiyum hidroksiapatitin karşılaştırılması. Hacettepe Ortopedi Derg 2001; 2:11.

304. Kaveh K, İbrahim R, Bakar MZA. Repair of compact bone critical sized defect with natural originated scaffold in rabbit. J Anim Vet Adv 2009; 8(8): 1616-1623.

305. Horowitz I, Bodner L. Use of xenograft bone with aspirated bone marrow for treatment of cystic defect of the jaws. Head & Neck 1989;11: 516-523.

306. Fitch R, Kerwin S, Newman-Gage H, Sinibaldi KR. Bone autografts and allografts in dogs. Comp Cont Ed Pract Vet 1997;19(5): 558-578.

307. McLaughlin RM, Roush JK. Autogenous cancellous and cortico-cancellous bone grafting. Vet Med 1998; 93: 1071–1074.

308. Banwart JC, Asher MA, Hassanein RS. Iliac crest bone graft harvest donor site morbiditty: a statistical evaluation. Spine 1995; 20(9): 1055-1060.

309. Oztürk A, Yetkin H, Memis L, Cila E, Bolukbasi S, Gemalmaz C. Demineralized bone matrix and hydroxyapatite/tri-calcium phosphate mixture for bone healing in rats. International Orthopaedics (SICOT) 2006; 30: 147–152.

310. Blaha JD. Evolving technologies: New answers or new problems? Calcium sulfate bone-void filler. Orthopedics 1998; 21(9): 1017-1019.

311. Varlet A, Hingrez M. Osteogenetic induction by antibiotic loaded plaster of Paris pellets combined with decalcified bone matrix. Rev Chir Orthop 1985; 71(2): 73-78.

312. Karaoglu S, Baktir A, Kabak S, Arasi H. Experimental repair of segmental bone defects in rabbits by demineralized allograft covered by free autogenous periosteum. Injury Int J Care Injured 2002; 33: 679–683.

313. Rabie ABM, Deng YM, Samman N, Hâgg U. The effect of demineralized bone matrix on the healing of ıntramembranous bone grafts in rabbit skull defects. J Dent Res 1996; 75(4): 1045.

314. Chesmel KD, Branger J, Vvertheım H, Scarborough N. Healing response to various forms of human demineralized bone matrix in athymic rat cranial defects. J Oral Maxilliofac Surg 1998; 56: 857.

315. Dupoirieux L, Costes V, Jammet P, Souyris F. Experimental study on demineralized bone matrix (DBM) and coral as bone graft substitutes in maxillofacial surgery. Int J Oral Maxillofac Surg 1994; 23: 395.

316. Öztuna V. Ortopedi ve Travmatolojide Kullanılan Deneysel Hayvan Modelleri (Temel ilkeler, Etik unsurlar ve Modeller). TOTBİD 2007; 6: 1-2.

317. Nunamaker DM. Experimental models of fracture repair. Clin Orthop Relat Res 1998; 355: 56-65.

318. Gilsanz V, Roe TF, Gibbens DT, Schulz EE, Carlson ME, Gonzalez O, Boechat MI. Effect of sex steroıds on peak bone densıty of growıng rabbıts. Am J Physıol 1988; 255: 416-421.

319. Hetherington HE, Hollinger JO, Morris MR, Panje WR. Onlay bone augmentation with an osteoinductive implant. Ann Otol Rinol Laryngol 1996; 105: 568

320. Bruder SP, Jaiswal N, Ricalton NS, Mosca JD, Kraus KH, Kadiyala S. Mesenchymal stem cells in osteobiology and applied bone regeneration. Clin Ortho Rel Res 1998;355: 247-256.

321. Stubbs D, Deakin M, Chapman-Sheath P, Bruce W, Debes J, Gillies RM, Walsh WR. In vivo evaluation of resorbable bone graft substitutes in a rabbit tibial defect model. Biomaterials 2004; 25: 5037–5044.

322. Güngörmüş M. Tavşanlarda oluşturulan kemik defektlerinin iyileşmesi üzerine heterelog tip I kollajenin etkisinin histopatolojik ve radyolojik olarak incelenmesi. Atatürk Üniversitesi, Sağlık Bilimleri Enstitüsü, Ağız Diş Çene Hastalıkları ve Cerrahisi Anabilim Dalı, Doktora Tezi, Erzurum, 1996.

323. Ogurtan Z, Hatipoglu F, Ceylan C. Comparative evaluation of demineralized and mineralized xenogeneic bovine bone powder and chips on the healing of circumscribed radial bone defects in the dog. FÜ Sağ Bil Derg 2007; 21(6): 269 – 276.

324. Cacchioli A, Spaggiari B, Ravanetti F, Martini FM, Borghetti P, Gabi C. The critical sized bone defect: morphological study of bone healing. Ann Fac Medic Vet Di Parma 2006; 26: 97-110.

325. Lima AFM, Rahal SC, Volpi RS, Granjeiro JM, Taga R, Cestari TM. Effect of bovine bone morphogenetic proteins on radius fracture healing in rabbits. Acta Cirúrgica Brasileira 2007; 22(4): 261.

326. Emami MJ, Oryan A, Saeidinasab H, Parizi AM. The effect of bone marrow graft on bone healing: a radiological and biomechanical study. Iran J Med Sci 2002; 27(2): 63-66.

327. Nade S, Armstrong L, Mccartney E, Ceram FI, Baggaley B. Osteogenesis after bone and bone marrow transplantation. Clin Orthop 1983; 181: 255-263.

328. Wittbjer J, Palmer B, Rohlin M, Thorngren KG. Osteogenetic activity in composite grafts of demineralized compact bone and marrow. Clin Orthop 1983; 173: 229-238.

329. Salama R, Burwell RG, Dickson IR. Recombined grafts of bone and marrow. J Bone Joint Surg Br 1973; 55: 402-417.

330. Simmons DJ, Ellsasser JC, Cummins H, Lesker P. The bone inductive potential of a composite bone allograft-marrow autograft in rabbits. Clin Orthop 1973; 97: 237-247.

331. Aslanbey D. Veteriner Ortopedi ve Travmatoloji. Ankara: Medipres, 2002: 9-17.

332. Korkusuz P, Korkusuz F. Hard Tissue-Biomaterial Interactions. In Yaszemski MJ, Trantolo DJ, Lewandrowski K, Hasirci V, Altobelli DE, Wise DL, eds. Biomaterials in Orthopedics. New York: Marceld Ekke, 2004: 1-40.

333. Gerold K, Eyrich H. Laser osteotomy induced changes in bone. Medical Laser Apllication 2005; 20: 25-36

334. Özdemir H, Akyıldız FF. Kemik defektleri ve deformitelerinin giderilmesinde sirküler eksternal fiksatörlerin yeri ve kullanım prensipleri. Acta Orthop Traumatol Turc 2000; 34: 434-443.

335. Bigham AS, Dehghani SN, Shafiei ZS, Nezhad T. Xenogenic demineralized bone matrix and fresh autogenous cortical bone effects on experimental bone healing: Rdiological, histopathological and biomechanical evaluation. J Orthopaed Traumatol 2008; 9: 73–80.

336. Nilsson OS, Urist MR, Dawson EG, Schmalzried TP, Finerman GAM. Bone repair induced by bone morphogenetic protein in unlar defects in dogs. J Bone Joint Surg Br 1986; 68(4): 635-642.

337. Manoli F, Dalas E. Calcium carbonate crystallization on xiphoid of the cuttlefish. J Cryst Growth 2000; 217: 422–428.

338. Bloemers FW, Pakta P, Bakker HJ, Wippermann BW, Harmann HJ. The use of calcium phosphates as a bone substitute material in trauma surgery. Osteosynthesis Trauma Care 2002; 10: 33-37.

339. Urist MR, Nilsson O, Rasmussen J, Hirota W, Lovell T, Schmalzreid T, Finerman GAM. Bone regeneration under the influence of a bone morphogenetic protein (BMP) beta tricalcium phosphate (TCP) composite in skull trephine defects in dogs. Clin Orthop 1987; 214: 295.

340. Jarho M. Calcium phosphate ceramics as hard tissue prosthetics. Clin Orthop 1981; 157-259.

341. Erbe EM. Attributes of vitoss synthetic cancellous bone void filler, an ultraporous beta-tricalcium phosphate saccfold (abstract) Presented at: Int Workshop on Bone Substitutes 2000; 8-10.

342. Levin LM, Barber HD, Betts NJ, MacAfee KA, Feinberg SE, Fonsace RJ. Bone induction and the biology of grafting. In Foncesa RJ, Davis WH, eds. Reconstructive Preproshtetic Oral and Maxillofacial Surgery. Philadelphia: WB Saunders, 1995: 41-72.

343. Halling KB, Ellison GW, Armstrong D, Aoyagi K, Detrisac CJ, Graham JP, Newel SP, et all. Evaluation of oxidative stress markers for the early diagnosis of allograft rejection in feline renal allotransplant recipients with normal renal function. Can Vet J 2004; 45: 831-837

344. Havenaar R, Meijer JC, Marton DB, Ritskes-Hoitinga J, Zwart P. Giriş. In Van Zutphen LFM, Baumans V, Beynen AC, eds. Laboratuvar Hayvanları Biliminin Temel İlkeleri. Ankara: Medipres, 2003: 42-49.

345. Cameron HU, Macnap I, Pilliar RM. Evaluation of a biodegradable ceramic. J Biomed Mater Res 1977; 11: 179-186.

346. Walsh WR, Vizesi F, Michael D, Auld J, Langdown A, Oliver R, Yu Y, et al. B-TCP bone graft substitutes in a bilateral rabbit tibial defect model. Biomaterials 2008; 29: 266–271.

347. Çılbır HÖ, Karaca İ, Sabuncuoğlu B, Akbay C. Demineralize kemik tozunun kemik iyileşmesi üzerindeki etkilerinin deneysel olarak incelenmesi. Cum Üniv Dişhekimliği Fak Derg 1999; 2: 2.

348. Ertaş Ü. Biyosentetik büyüme hormonu ve okreotid asetat'ın tavşanlarda oluşturulan kemik defektlerinin iyileşmesi üzerine olan etkilerinin histopatolojik olarak incelenmesi. Atatürk Üniversitesi Sağlık Bilimleri Enstitüsü, Ağız Diş Çene Hastalıkları ve Cerrahisi Anabilim Dalı, Doktora Tezi, Erzurum, 1999.

349. Marinak KW, Mellonig JT, Towle HJ. The osteogenic potential of two human demineralized bone preparations using a xenogeneic model. J Periodontol 1989; 60(1): 12-18.

350. James C. A Compative analysis of various bone graft substitutes. New Jersey Medical School Graduate Program in Biomedical Engineering, Degree of Doctor New Jersey, 1990.

351. Gemalmaz HC. Kaviter kemik defektlerinin iyileşmesinde otojen periost ve seramik kompozit greftinin etkisi. Gazi Üniversitesi, Ortopedi ve Travmatoloji Anabilim Dalı, Uzmanlık Tezi, Ankara, 2007.

352. Pal R, Gulati K, Chakraborti A, Banerjee B, Roy A. Role of free radicals in stres-induced neurobehavioural changes in rats. Ind Jour of Exp Bio 2006; 44: 816-820.

353. Çetinus E, Akgümüş M, Cever İ, Atay ÖF, Bakariş S. Kırık iyileşmesi üzerine kalsitonin hormonunun etkisi. J Arth Arthroscopic Surg 2000; 11(2): 179-183.

354. Yeler H, Tahtabaş F, Candan F. Investigation of oxidative stress during fracture healing in the rats. Cell Biochem Funct 2005; 23: 137-139.

355. Goranov NV. Serum markers of lipid peroxidation, antioxidant enzymatic defense and collagen degradation in an experimental (Pond-Nuki) canine model of osteoarthritis. Vet Clin Pathol 2007, 36: 192–195.

356. Sandukji A, Al-Sawaf H, Mohamadin A, Alrashidi Y, Sheweita SA. Oxidative stress and bone markers in plasma of patients with long-bone fixative surgery: role of antioxidants. Hum Exp Toxicol 2011; 30(6): 435-442.

357. Halıcı M, Öner M, Güney A, Canöz Ö, Narin F, Halıcı C. Melatonin promotes fracture healing in the rat model. Joint Dis and Relat Surg 2010; 21(3): 172-177.

358. Paskalev MD, Goranov NV, Krastev SJ, Roydev RT. Antioxidant and bone healing effect of vitamin E in an experimental osteotomy model in dogs. Comp Clin Pathol 2011; 20: 403–408.

359. Hussey AJ, Howie J, Allan LG, Drummond G, Hayes JD, Beckett GJ. Impaired hepatocellular integrity during general anaesthesia, as assessed by measurement of plasma glutathione *S*-transferase. Clinica Chimica Acta 1986; 161(1): 19-28.

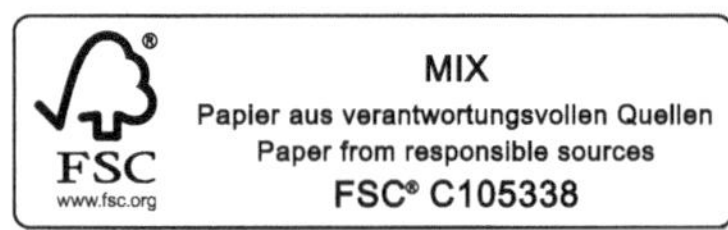

Printed by Books on Demand GmbH, Norderstedt / Germany